Handbuch der Somatovitaltherapie

Teil I: Wissenschaftliche Grundlagen

MV-WISSENSCHAFT

Handbuch der Somatovitaltherapie

Teil I: Wissenschaftliche Grundlagen
Teil II: Studien und Praxiserfahrungen

Die Interpretationen von medizinischen Sachverhalten sind die Meinung eines Forschers.

Wissenschaftliche Erkenntnisse unterliegen notwendig dem Wandel durch neue Erkenntnisse.

Eine Haftung des Autors, des Verlags und des Produkteherstellers oder weiterer Dritter ist ausgeschlossen.

Einzelne Abschnitte basieren auf früheren Aufsätzen. Wiederholungen von Schlüsselinformationen wurden an manchen Stellen gezielt beibehalten oder sogar erstellt, um ein Lesen auch auszugsweise zu ermöglichen.

Prof. Dr. Klaus Jung, Dr. Dinah Jung,
»Handbuch der Somatovitaltherapie (Spirovitaltherapie, Gastrovitaltherapie, Dermovitaltherapie) – Teil I: Wissenschaftliche Grundlagen«

Satz, Layout und Umschlaggestaltung: Jenny Ilsanker, Nicole Korte-Gamatschek
Druck und Einband: MV-Verlag

ISBN 978-3-95645-062-4

Prof. Dr. med. Klaus Jung, Dr. phil. Dinah Jung

Handbuch der Somatovitaltherapie

(Spirovitaltherapie, Gastrovitaltherapie, Dermovitaltherapie)

Teil I: Wissenschaftliche Grundlagen

2013

MV-WISSENSCHAFT

Inhaltsverzeichnis

Anhang

Grußwort

Viele haben zur Entstehung dieses Handbuches zur Somatovitaltherapie beigetragen.

Frau Dr. Dinah Jung hat es initiiert, Herr Prof. Klaus Jung, der seit rund acht Jahren als unabhängiger Wissenschaftler und Experte für Naturheilverfahren und Komplementärmedizin Leiter des wissenschaftlichen Beirates bei Airnergy ist, hat die Basis geschaffen und Frau Dr. Jung zur Umsetzung inspiriert.

Insbesondere seiner Erfahrung und seinem Forschergeist, der immer wieder den tradierten Prämissen wissenschaftlicher Konvention zu trotzen vermag, verdanken wir Vision, Richtung und Fortschritt unserer Forschung und Entwicklung.

Ihm und den zahllosen Medizinern, Helfern und Anwendern in verschiedenen Ländern gilt unsere Dankbarkeit und Wertschätzung.

Auch möchten wir an dieser Stelle denen danken, deren Vertrauen in der Vergangenheit dazu aufrief und künftig aufrufen mag, an das zu glauben, was wir miteinander teilen, an die Luft und ihre Kraft, uns selbst zu heilen.

Möge dieses Handbuch denen, die in Zukunft damit umgehen zum Bewusstsein und zur Erinnerung dienen, dass wir, die wir auf dieser Erde leben, aus derselben Quelle schöpfen, die uns schafft und die uns einen kann, als allseits wirkmächtiges Therapeutikum für Jedermann.

Guido Bierther
Airnergy-Gründer

Geleitwort

"Breathing corresponds to taking charge of one's own life."
Luce Irigaray, Between East and West

Atmen ist in aller Munde… Ein Bewusstsein über die Bedeutung des Atmens ist jedoch keineswegs selbstverständlich. Dies stimmt umso mehr nachdenklich, als Atemluft tatsächlich in aller Munde ist. Doch gibt es kaum einen Grund, über das Atmen zu reflektieren, solange es als eine automatisch erfolgende Aktivität natürlich vonstatten geht. Je selbstverständlicher uns das unbeschwerte Atmen ist, desto mehr ist es meist ein Zeichen unserer Gesundheit und unseres Wohlbefindens.
Erst wenn sich der Konnex zwischen Atmen und Befindlichkeit auf unangenehme Weise bemerkbar macht, werden wir unweigerlich mit ihm konfrontiert.
Es verwundert nicht, dass dieser Konnex somit auch als ein Einstieg bzw. zum Wiederfinden von Gesundheit genutzt werden kann: bewusstes Atmen zum (Wieder-) Erlangen oder Steigern des persönlichen Wohlbefindens, als Lebenspraxis im gewöhnlichen Auf und Ab des Alltags oder als therapeutischer Ansatz beim Vorhandensein von Krankheiten.

Die erste Assoziation in diesem Zusammenhang betrifft oftmals das sogenannte ‚Achtsame Atmen'. Aufmerksamkeit dem eigenen Atmen zu geben, fördert – insbesondere wenn dies trainiert wird – innere Ruhe und Gelassenheit. Das wachsende Vermögen, durch solche Achtsamkeit eigene Kräftereservoirs zu mobilisieren, macht sich bemerkbar in der Harmonie, die ein Mensch ausstrahlt, sein Sich-Im-Einklang-Befinden mit sich selbst und seiner Umwelt, was sich unter anderem in der ‚Stimmigkeit' und Produktivität seines Tuns widerspiegelt. Offensichtlich kann der einzelne Mensch durch Achtsames Atmen innere und äußere Energien zu einem buchstäblichen Fließen bringen. Ausdruck findet dieses Phänomen im Wortschatz vieler Sprachen. Der Begriff „Inspiration" beispielsweise kommt von *inspirare* (einatmen). Offensichtlich befähigt Achtsames Atmen Trainierte zu einer produktiven Nutzung von Energie, welche durch das Atmen generiert wird.

Voraussetzung und Ergebnis einer solchen Praxis des Achtsamen Atmens ist ein relativ ‚gesundes' Funktionieren des Atemapparates. Neben der eher mental-emotional-spirituellen Aufmerksamkeit beeinflusst also auch die physiologische Konstitution den Erfolg des Atmens. Bei vorliegender Gesundheit der atmungsrelevanten Muskeln und Organe kann eine kraftvolle Respiration erfolgen, d.h. eine optimale Versorgung des Körpers mit Energie aus der Luft ermöglicht werden. Dieser Effekt kann durch entsprechende Atemgymnastik verstärkt werden. Je trainierter die Atemmuskulatur, um so eher ist der Einzelne fähig zu einer Atmung, welche bis tief in den Bauchraum reicht und mechanisch wie energetisch auf zahlreiche körperliche Prozesse einwirkt. Diese Funktion wird zusätzlich von der Hautatmung übernommen; sie trägt in geringerem Umfang wie die Lungenatmung zur Ver- und Entsorgung des Körpers mit Atemgasen und wichtigen Substraten bei. Ausschlaggebend für das Resultat ist der Grad der Utilisation – d.h. die Fähigkeit des Körpers, die zugeführte Luft zur Aufnahme erforderlicher Nährstoffe zu nutzen und deren Zuführung in die verschiedenen Stoffwechselkreisläufe zu gewährleisten.
Damit ist zugleich ein dritter Faktor angedeutet, der neben der inneren Einstellung und der physiologischen Konstitution wesentlichen Einfluss auf den Erfolg des Atmens hat – die materielle Zusammensetzung der Umgebungsluft, die dem Körper zugeführt wird. Dies bezieht sich nicht nur auf die Abwesenheit von Schadstoffen. Auch „unbelastete" Luft ist unterschiedlich charakterisiert hinsichtlich der Qualität des Sauerstoffs und der Menge und Art der enthaltenen Substrate. Während letztere vergleichsweise leicht wahrgenommen werden können – beispielsweise die nach Alpenblumen-Aromamolekülen duftende Bergluft – trägt erstere – die Qualität des Sauerstoffs – nicht weniger zum positiven Erleben dieser Bergluft bei. Energetisiert beispielsweise durch Sonne, Gewitter, Sturm oder Regen, wirkt Bergluft als besonders belebend. Auffallend ist ihr Reichtum an energetisiertem Sauerstoff, der sich mit den Aromamolekülen verbindet und offensichtlich organische Prozesse im menschlichen Körper in besonderem Maße stimuliert.
Nach meinen bisherigen Forschungen zum Parfumkulturerbe und den Traditionen ‚bewussten Riechens (Atmens)' in asiatischen Kulturen war es nur ein konsequenter Schritt, mich den physiologischen Prozessen

zu widmen, die mit dem Atmen (Riechen) verbunden sind. Begegnungen und Gespräche im privaten Umfeld haben meine Aufmerksamkeit für die Vielzahl und die Vernetzung der einzelnen Faktoren von *Atmen (Riechen)* teils verstärkt, teils neu geweckt, zugleich auch für die Notwendigkeit eines Grundlagenbuches, um den Dialog zu intensivieren. Somit habe ich auf dieses Buch hingewirkt. Es ist mein Ziel, die manchen Therapeuten und Nutzern vage erscheinende Somatovitaltherapie zur wissenschaftlichen Diskussion zu stellen, Forscher zu einem kritischen Feedback einzuladen, Studierende und Doktoranden zu kleineren oder größeren Studien zu gewinnen. Eine vermehrte kritische Forschung soll Licht in die Wirkungsweise, die Chancen, auch die Grenzen der in wissenschaftlichen Kreisen noch eher unbekannten Methode der Somatovitalisierung bringen.

Der vorliegende *Teil I – Wissenschaftliche Grundlagen* verbalisiert bereits bekannte Grundlagen und formuliert ergänzende Hypothesen zur Wirkungsweise der Somatovitaltherapie, adressiert vor allem an Ärzte und allgemein Wissenschaftler. Sie sind eingeladen, die Hypothesen in Frage zu stellen, zu widerlegen oder weiterzuentwickeln. Ein Glossar wurde im hinteren Teil des Buches integriert, um interessierten Lesern den Zugang zu einem intensivierten Studium zu vereinfachen.

Ein folgender *Teil II* des Handbuchs *(Studien und Praxiserfahrungen)* wird den Fokus auf ausgewählte Krankheitsbilder setzen, zu welchen die Herstellerfirma in den vergangenen Jahren vermehrt Anfragen erhalten hat.
Diese Anfragen sind insofern von hoher Bedeutung, als sie generell mit Rückmeldungen zu konkreten Erfahrungen mit der Somatovitaltherapie einhergehen. Die Berichte sind oftmals beeindruckend und fordern buchstäblich auf, die Somatovitaltherapie genauer zu erforschen – Patienten, die jahrzehntelang Medikamente zur Behandlung ihrer chronischen Krankheit genommen und seit Beginn der Somatovitaltherapie plötzlich eine Linderung erfahren haben, ihre bisherigen Medikamente verringern oder gar absetzen konnten, oder die zunehmend (manchmal sogar schlagartig) wieder zu ihrer alten Lebensqualität und -energie zu-

rückgefunden haben. Worin lag die Heilung und/oder Besserung begründet? Der vorliegende Band soll die Diskussion ins Rollen bringen.

Wenn der vorliegende Band ein Bewusstsein für die Bedeutung des Atmens und ‚gesunder', energiereicher Atemluft für das alltägliche Leben und Wohlbefinden wecken könnte, wäre ein wesentliches Ziel erreicht.

D. Jung

Vorwort

Im Vordergrund meiner beruflichen Tätigkeit stand die Erforschung von Möglichkeiten zur Gesunderhaltung, Wiedergesundung, Krankheitsvermeidung und Krankheitsüberwindung, insbesondere chronischer Erkrankungen. Überzeugt war ich (und bin ich noch immer), dass Veranlagungen zu chronischen Erkrankungen (wie Herzinfarkt, Arthrose, Osteoporose, Bluthochdruck bis hin zu Krebs) vererbt werden. Ob sie allerdings zum Ausbruch kommen oder nicht, hängt weitgehend von äußeren Bedingungen ab, auf die Einfluss genommen werden kann (Stressverarbeitung, Ernährung, körperliche Ertüchtigung).

Mir war klar, dass ich bei den sich mir anvertrauenden Patienten neben der selbstverständlichen seriösen sachlichen Information größten Wert legen musste auf eine anhaltende Motivation für eine gesundheitsbewusste Lebensführung.

Als vorrangiges Ziel aller präventiven bzw. therapeutischen Maßnahmen gilt mir eine optimale Energieversorgung des Körpers, wozu die bestmögliche Versorgung mit Sauerstoff, dessen Verteilung und Verwertung in jeder einzelnen Zelle eine unabdingbare Voraussetzung darstellt.

So weit, so gut! Einsicht, Eigenverantwortung, Durchsetzungsvermögen, Ausdauer, Überwindung von inneren und äußeren Widerständen gegen eine gesunde Lebensführung sind dazu erforderlich, bei vielen Menschen ja auch vorhanden. Aber wie steht es mit den Menschen, die dazu nicht in der Lage sind? Alter, Krankheit, Behinderung, mangelnde Einsicht, mentale Schwäche – sollte es für sie keine Lösung geben?

Doch! Wo eine „natürliche“, über die Lebensgestaltung bewirkte Energetisierung des Körpers nicht möglich ist, sollte eine „künstliche“ Methode das Defizit der Sauerstoffaufnahme und Sauerstoffverwertung ausgleichen können! Tatsächlich wurden in den letzten hundert Jahren viele Möglichkeiten einer „künstlichen“ Energetisierung des Körpers theoretisch erarbeitet, ausgetestet und in vielen Fällen mit gutem Erfolg eingesetzt.

Am besten bekannt ist die Sauerstoff-Mehrschritt-Therapie nach Prof. Dr. Dr. Manfred von Ardenne, mit der ich mich seinerzeit in wissenschaftlichen Studien und praktischen Anwendungen auch intensiv beschäftigte. Bei vielen Menschen und zahlreichen Krankheiten wurden mit ihr positive Ergebnisse erzielt.

Und dennoch: Die moderne, universitär geprägte Medizin hatte und hat bis zum heutigen Tag Vorbehalte. Die Theorie blieb manche Erklärung schuldig wie die Fragen, ob sich nicht die gleichzeitig verstärkt aufgenommenen freien Radikale auf den Körper negativ auswirken, ob die vermehrte Sauerstoffzufuhr den oxidativen Stress ungünstig beeinflusst und ob über einen Kurzzeiteffekt hinaus auch eine länger anhaltende Wirkung erreichbar ist. Nicht alle Patienten und noch weniger die Therapeuten blieben auf Dauer überzeugt.

Begegnung mit der Somatovitaltherapie

In diesem Bewusstsein, vor ca. zehn Jahren, wurde ich mit einem völlig neuen Prinzip von „Sauerstofftherapie" konfrontiert, der Somatovitaltherapie. Sie soll (so die firmeneigene Aussage des Geräteproduzenten) einerseits die Sauerstoffabgabe im Gewebe und die Sauerstoffverwertung in den Zellen verbessern, andererseits nicht nur zu keiner zusätzlichen Radikalenerhöhung führen, sondern im Gegenteil durch deren Neutralisation bzw. Produktionsverhinderung eine oxidative Stabilisierung bewirken.

Ausschlaggebend für mein Interesse war der beeindruckende Bericht eines Patienten, welcher durch Erfahrungen anderer Betroffener aus den verschiedensten Bereichen und mit den unterschiedlichsten Krankheitsbildern ergänzt werden könnte: *„Es mutet geradezu wie ein Wunder an"*, so der Bericht des Patienten, der an einer fortgeschrittenen M. Parkinson-Erkrankung litt. *„Seit Jahren laufe ich von Arzt zu Arzt, versuche mein Glück auch bei naturheilkundlichen Therapeuten, alles ohne Erfolg, verzweifle zunehmend bis zu einer beginnenden depressiven Versagenshaltung. Und nun, seit Anwendung der Spirovitaltherapie, haben sich innerhalb von wenigen Wochen Schlafdauer und Einschlafqualität verbessert, die Konzentrationsfähigkeit ist nach objektiven Kriterien deutlich angestiegen und die Rufstimme bzw. Lautstärke hat sich weitgehend normalisiert. In den krankheitstypischen Problembereichen haben sich zwar keine wesentlichen Änderungen ergeben (Steifigkeit, Zittern, Verlangsamung), aber die erheblichen* *neurobiologisch-psychischen Auswirkungen wie Empfindung von Glück, Selbstwertgefühl, Antriebsstärke, Selbstbehauptung, Lebensqualität und Freude am Leben sind kaum hoch genug einzuschätzen."*

Neugierig geworden war ich auf diese neue Behandlungsmethode, dennoch blieb ich zunächst skeptisch.

Selbsterfahrung

Es lag nahe, die Somatovitalisierungs-Geräte (Inhalationsgerät inklusive des Wasserelements; Hautauflagegerät Stream) zur Durchführung von eigenen Studien und zur Anwendung bei den angegebenen Indikationen zu erwerben. Inzwischen wende ich diese Maßnahmen (Somatovitalisierung) oft an, einerseits aus wissenschaftlicher Neugier, andererseits jedoch auch aus der wachsenden Erkenntnis heraus, dass die Stimulation des Gesamtkörpers über die Somatovitaltherapie prophylaktisch, therapeutisch und rehabilitativ wirksam ist.

So haben sich allergische Symptome (Heuschnupfen, unter dem ich seit vielen Jahren leide) in den letzten Jahren spürbar weniger bemerkbar gemacht. Muskelkater nach anstrengender körperlicher Belastung (Langlauf, Schwimmen, Krafttraining, Gartenarbeit) tritt kaum mehr auf. Unter Energiedefizit habe ich schon lange nicht mehr gelitten, auch nach „kurzen" Nächten. Selbst Erkältungen, sofern sie überhaupt noch auftreten, verlaufen ohne die früher begleitenden lästigen Kopfschmerzen. Ausgewiesene Krankheiten, die sich unter Anwendung der Somatovitaltherapie hätten bessern können, habe ich zum Glück keine, aber Prävention ist auch wichtig...

Gute Erfahrungen habe ich vor allem auch bei Kombination mit weiteren Naturheilverfahren gemacht, so saisonal-bestimmte, regionale Vollwertkost, körperliche Ertüchtigung, stressvermeidende bzw. stresskompensierende Lebensweise.

Derzeitiger Wissensstand

Zur Somatovitaltherapie selbst liegen bisher aus nachvollziehbaren Gründen „nur" wenige Studien vor, die strengen wissenschaftlichen Kriterien, wie sie üblicherweise an Medikamentenstudien gestellt werden, entsprechen.

Dies begründet sich einerseits aus der kurzen Zeit seit ihrer Einführung, andererseits aus dem Selbstverständnis aller Naturheilverfahren (ganzheitliche Methode) und der sich daraus ergebenden Schwierigkeit zu wissenschaftlichen Studien im „konventionellen" Sinn.

Anerkennenswert ist die Tatsache, dass sich im Fall der Somatovitaltherapie eine Gruppe junger, technisch begabter „Tüftler" innovativ zusammengefunden hat, um eine zukunftsweisende neue Technik zu entwickeln und patientengerecht für ihren klinischen Einsatz zu gestalten.

Die aus diesem „Zusammenschluss" entstandene mittelständische Firma kann sich nicht mit global agierenden Pharmakonzernen messen. Dies bezieht sich neben Maßnahmen zum Marketing, zur Strukturierung und zur Mitarbeiterzahl vor allem auch auf die Möglichkeit von pharmakologischen Studien (‚Groß'-Tests), wie sie heutzutage von wissenschaftlichen Institutionen, Therapeuten, in Folge auch von vielen Patienten selbst verlangt werden.

Zusätzlich zu berücksichtigen ist, dass der Wirksamkeitsnachweis für Naturheilmittel um ein Vielfaches schwerer, in aller Regel auch mit anderen Methoden zu führen ist als für herkömmliche Medikamente und für therapeutische Verfahren, wie sie in der universitären Medizin erwartet und bisher eingesetzt werden. Der Erfolg bei Anwendung von Naturheilverfahren stellt sich oft über Umwege (vegetative Gesamtumschaltung, Harmonisierung der Grundsubstanz) mit mehr oder weniger ausgeprägter zeitlicher Distanz ein.

Um so wichtiger zu werten ist die Tatsache, dass primär theoretische Modelle und Zusammenhänge sich sekundär in der Praxis bestätigen, und umgekehrt, dass sich praktische Erfahrungen sekundär in bestehende wissenschaftliche Theorien einfügen, wie dies bei der Spirovitaltherapie immer wieder erfolgt.

Anzuerkennen sind in diesem Zusammenhang die kontinuierlichen Bemühungen der Firma Airnergy, durch Sammlung und akribische Auswertung von Einzelfallberichten von Endanwendern und Therapeuten wie durch „kleine" Studien, praktische Erfahrungsberichte und Praxisstudien einzelne Mosaikbausteine zu einem „stabilen" Gebäude zusammenzufügen, wie es seit Jahren mit hohem Engagement und mit zunehmendem Erfolg geschieht.

Da mag dann die einzelne Studie, für sich allein genommen, aus dem großen Zusammenhang gerissen, zwar strengen wissenschaftlichen Kriterien nicht immer entsprechen, im gesamten „Puzzle“ kann sie dennoch ein wichtiges Teil, eventuell sogar ein „missing link“ darstellen.

Selbst wenn also streng naturwissenschaftlich ausgerichtete Experten die Ergebnisse der einen oder anderen Studie anzweifeln (mitunter auch zu Recht), kann diese trotz gewisser Defizite und Mängel dennoch eine wichtige Lücke im Verständnis der Wirkungsweise bzw. der erfolgreichen Anwendbarkeit bei bestimmten Erkrankungen darstellen.

Analyse von Rückmeldungen

Seit Einführung der Spirovitaltherapie (eine der Angebotsformen der Somatovitaltherapie, bei welcher die Zufuhr der Biophotonenenergie über die Einatemluft erfolgt) vor fünfzehn Jahren werden Patienten und Therapeuten um rückläufige Stellungnahmen gebeten, die erstmals 2007 wissenschaftlich ausgewertet wurden. Es handelt sich um eine insgesamt sehr aufschlussreiche Analyse, die mit den in der Zwischenzeit zusätzlich zahlreich gesammelten Protokollen wiederholt werden soll.

Veröffentlichte und unveröffentlichte Studien/ Beobachtungen und Ergebnisberichte liegen vor aus bisher insgesamt 22 Ländern (Belgien, Chile, China, Deutschland, England, Finnland, Frankreich, Holland, Hongkong, Iran, Israel, Japan, Norwegen, Russland, Saudi-Arabien, Schweden, Schweiz, Südafrika, Taiwan, Tschechien, Ukraine, USA).

Demnach zeigt die Somatovitaltherapie offensichtlich Wirkungen.

Eigene wissenschaftlich-theoretische Auseinandersetzung

Parallel zur praktischen Anwendung und Selbsterfahrung wurde die zur Somatovitalisierung bestehende Literatur erfasst, analysiert und bewertet, um aus den dabei gewonnenen Erkenntnissen eventuell eine stringente Theorie ableiten zu können.

Zu Singulett-Sauerstoff existiert eine umfangreiche internationale Literatur: seine physikalischen und biochemischen Eigenschaften, seine Herstellung in der Natur wie im Labor, seine Wirkung auf den menschlichen Körper, auch seine toxischen Eigenschaften. In vielen internen Gesprächen und – später – wissenschaftlichen Disputationen mit anerkannten Experten wurde mir klar, dass der Singulett-Sauerstoff zwar eine wichtige Initialzündung eines hochkomplexen Geschehens bewirkt, dass er aber vor der Einatmung schon wieder in die Normalform von Sauerstoff zurückfällt (Triplett-Zustand) und somit in seiner extern produzierten Form keine direkte, eigene Wirkung im Körper zeitigt. Viel wichtiger schien mir die Energiefreisetzung bei der Rückverwandlung, wobei offenbar diese frei werdende Energie bei Anwesenheit von Wasser (Einatemluft, intrazelluläres und interstitielles Wasser) durch dieses gebunden wird und sowohl über Atmung und Kreislauf als auch direkt transzellulär die Vielzahl von intrazellulären Mitochondrien (Kraftwerke der Zelle) erreicht, wo die ATP-Generierung erfolgt (wichtigster Energieträger des Körpers).

Aber wie kann die übertragene Energie einerseits die ATP-Produktion erhöhen und andererseits die Bildung von schädlichen Sauerstoffradikalen verringern? Das war eine zentrale Frage, deren Abklärung aus wissenschaftlicher Sicht unabdingbar für eine breite schulmedizinische Anerkennung der Somatovitaltherapie in der Wissenschaftswelt und unter Endanwendern wie praktizierenden Therapeuten war. Mehrere Ansätze wurden gefunden, welche in entsprechend ausgerichteten Studien überprüft wurden und auch noch weiter zu erforschen sind (vermehrte Sauerstoffabgabe, erhöhte O_2-Utilisation, Radikalenbegrenzung, optimales Angebot an Reduktionsäquivalenten).

Hypothesen zur Wirkweise

Meine eigene Vermutung zur Wirkweise geht dahin, dass als Grundlage aller chronischen Erkrankungen bestimmte Funktionsstörungen allgemeiner Art anzusehen sind, welche den ganzen Organismus betreffen. Ausbrechende Krankheiten lokalisieren sich dann jeweils am schwächsten Glied, beispielsweise Herz-Kreislauf, Leber, Stoffwechsel, Gelenke usw. Bei alleiniger Behandlung des jeweils chronisch erkrankten Organs ist die Aussicht auf Gesundung „nur“ bedingt, symptomorientiert. Erst nach Milieu-Sanierung kann sich ein vollständiger Heilungsprozess einstellen. Diesen Effekt bewirken viele Naturheilverfahren, so auch die energetisierende Stimulation der Atemluft (Spirovitaltherapie SVT) und andere Verfahren der Somatovitalisierung (Gastrovitaltherapie GVT, Dermovitaltherapie DVT).

Offensichtlich stellt die Somatovitalisierung eine ‚Basistherapie' dar, welche bei nahezu allen chronischen Erkrankungen, insbesondere solchen, welche mit einem Energiedefizit einhergehen, einsetzbar ist. Sie gewinnt zunehmende Anerkennung auch in schulmedizinischen Kreisen – als Ergänzung, zur Vor- und Nachbehandlung, zur Kompensation unerwünschter Nebenwirkungen bei eingreifenden Maßnahmen und vor allem zur Unterstützung konventioneller Methoden. In den vergangenen Jahren haben schon viele Menschen davon profitiert, in Zukunft werden viele weitere dazukommen.

Der vorliegende Überblick soll dazu dienen, die theoretischen Grundlagen zur Wirkweise der Somatovitaltherapie abzuleiten und zur Diskussion zu stellen. In einem zweiten, ergänzenden Werk (Handbuch der Somatovitaltherapie, Teil II: Studien und Praxiserfahrungen) werden einzelne praktische Aspekte, Krankheitsbilder und konkrete Einsatzmöglichkeiten der Somatovitaltherapie aufgezeigt.

I. Einführung

1. Zugrunde liegendes Konzept von Gesundheit und Krankheit

Bestimmte Phänomene naturheilkundlicher Therapien (wie die Somatovitalisierung) können mit universitätsmedizinischen Methoden (noch) nicht (hinreichend) erklärt werden, beispielsweise die Bedeutung einer intakten, funktionstüchtigen Grundsubstanz. Grund dafür sind unterschiedliche Denkansätze (hier: Ursache-Wirkungs-Prinzip; dort: Prinzip vernetzter biologischer Systeme).

Entsprechend dem seit Virchow traditionellen, naturwissenschaftlich ausgerichteten, zellularpathologischen Krankheitsmodell stellt die Zelle die kleinste Funktionseinheit im Körper dar. Ihre Beeinträchtigung löst Krankheiten in einer Art Kettenreaktion aus.

Geeignete Therapien richten sich entsprechend auf die Beseitigung dieser zellulären Störung. Individuelle, den Gesamtorganismus tangierende Beeinflussungsmodalitäten und Kompensationen fehlen dabei ebenso wie psychische Aspekte (Akzeptanz, Auflehnung...).

Naturheilverfahren stellen im Gegensatz dazu vernetzte biologische Systeme zum Verständnis pathophysiologischer Vorgänge und therapeutischer Ansätze in den Vordergrund. Sie verstehen sich als biologisches Fließgleichgewicht und als energetisch „offen", indem ständig Informationen aus der Umwelt wie dem eigenen Körper eingehen, verarbeitet werden und Reaktionen auslösen. Der Körper strebt unablässig danach, seine innere Harmonie zu wahren oder wiederherzustellen, wobei auch elektromagnetische Aspekte ein wichtiges Regulans darstellen.

Das zugrundeliegende Ordnungsprinzip von vernetzten biologischen Systemen stellt die Grundregulation nach Pischinger dar, die biokybernetisch bewirkte Homöostase der interzellulären Matrix, indem durch Verzahnung unzähliger Regelkreise ein optimaler Funktions- und Gesundheitszustand erzielt und stabil aufrechterhalten wird.

Naturheilverfahren allgemein wirken zusammenfassend als Reiz-Reaktions-Prinzip. Die Reaktion auf eine Reizsetzung besteht in einer adäquaten Reizbeantwortung (zeitlich mehr oder weniger stark versetzt, lokal oder fortgeleitet als Segmenttherapie, systemisch oder vegetativ als

Umstimmungstherapie). Einbezogen in die Reizantwort werden gleichermaßen lokale Strukturen vor Ort wie das gesamte vegetative, psychische, immunaktive und hormonelle System.

Beim kombinierten zellular-humoral-pathologischen Krankheitsmodell, wie es inzwischen zunehmend auch von schulmedizinisch ausgerichteten Wissenschaftlern und Ärzten anerkannt wird, steht weniger die Zelle, sondern vielmehr die Interzellularsubstanz (Zellzwischengewebe, Grundsubstanz) im Mittelpunkt als Auslösungsort von chronischen Erkrankungen wie Wirkort von adäquaten therapeutischen Maßnahmen. Die Funktionstüchtigkeit des gesamten Regelkreis-Netzwerkes im Körper hängt von der Gesundheit (Unversehrtheit, Aktivität, Regulationsfähigkeit) der Grundsubstanz ab. Eine kranke, zuge„müll"te, inaktive Grundsubstanz leitet über zunehmende Fehlsteuerungen des Regelkreis-Netzwerks in den umliegenden Zellen, Kapillarendothelien, Blutzellen und Nervenendigungen einen Teufelskreis ein, der letztlich im Verlauf von Jahren und Jahrzehnten krankheitsauslösend wirkt.

Chronische Belastungen können auf Dauer zu Dysbalancen (Aufgabe der Homöostase) in der Zelle (mit der Folge einer verringerten Energiebildung in Form von ATP) und über ihre neurovegetative Vernetzung mit anderen Zellen und Organen zu einer flächenhaften Ausbreitung der Funktionsstörung bis zur Ausbildung von chronischen Krankheiten führen. Man spricht von „Regulationsstarre" des Grundgewebes.

Diese kommt in unserer Zeit immer häufiger vor, ausgelöst durch die moderne Lebensweise (Überernährung und Fehlernährung, mangelnde körperliche Ertüchtigung, kontinuierliche innerliche wie äußerliche Stressbelastung mit fehlenden Möglichkeiten zum Abbau). Folgen sind funktionelle Störungen, Krankheiten, vorzeitige Alterung und mangelndes Wohlbefinden.

2. Überwindung von Regulationsstarre

Die Regulationsstarre lässt sich versuchsweise durchbrechen durch eine Änderung der Lebensweise, durch viele verschiedenartig wirkende Naturheilverfahren, nach Angaben von Endanwendern wie Therapeuten besonders effektiv und nachhaltig über eine Energetisierung der einzelnen Körperzellen mithilfe der Somatovitaltherapie.

Diese Energetisierung hat nichts mit „Aufladung" zu tun, wie Energetisierung normalerweise verstanden wird (Stress, Sympathikusaktivierung, Blutdruckerhöhung, Tachykardie, Erhöhung der Gerinnungsfähigkeit des Blutes), sondern bezieht sich auf die Verbesserung der Zellkommunikation sowie die Aktivierung lebensnotwendiger Austauschvorgänge zwischen den einzelnen Körperkompartimenten wie Durchgängigkeit der Grundsubstanz für Sauerstoff und für alle anderen Bedarfsstoffe und Metaboliten.

Die Energetisierung über die Somatovitaltherapie bezieht sich einerseits auf die erhöhte Abgabe von Sauerstoff an die Zellen und Mitochondrien sowie eine verstärkte O_2-Utilisation daselbst mit der Folge einer vermehrten Generierung von ATP (körpereigener Energie), andererseits darüber hinaus auf eine angepasste Neutralisation von schädlichem Ballast (Sauerstoffradikale) in Zellen und Grundsubstanz und auf eine vermehrte Bereitstellung von Reduktionsäquivalenten (Befreiung von Schadstoffen, Bildung von Glückshormon, Immunkompetenz).

3. Übersicht über vier biochemische Hauptwirkungen der Somatovitalisierung

1. Vermehrte Sauerstofffreisetzung

Offensichtlich bewirkt die Somatovitalisierung eine Vermehrung von 2,3-Biphosphoglycerat (2,3-BPG) in den Erythrozyten, wodurch eine Rechtsverschiebung der Sauerstoffbindungskurve erfolgt, sodass bei gleichem Sauerstoffpartialdruck in den Erythrozyten die Sauerstoffsättigung abgesenkt bzw. die Sauerstoffabgabe an das Gewebe, d.h. auch an die einzelnen Körperzellen und dort an die Mitochondrien, den Ort der ATP-Produktion, verbessert wird.

2. Steigerung der ATP-Bildung

Unter Zellatmung wird der Funktionskomplex aus Glykolyse, Citratzyklus und Atmungskette verstanden. In einem ersten Schritt der Energiegewinnung (Umwandlung von energiehaltigem Substrat in energiearmes CO_2 und Wasser) werden Glukose und Fette schrittweise abgebaut (Glykolyse und Citratzyklus). Während 2,3-BPG die Glykolyse (Abbau von Glukose bis zum Pyruvat) aktiviert, entfalten Ubichinon Q und Cytochrom c (Cyt c) ihre Aktivität innerhalb der Atmungskette, indem sie freiwerdende Elektronen auf einen Enzymkomplex, die Cytochromoxidase, übertragen, wo sie mit Sauerstoff reagieren und diesen dabei zu Wasser reduzieren (Chemiosmose). Durch diesen Vorgang wird die oxidative Phosphorylierung in Gang gesetzt (Umwandlung von energiearmem ADP in energiereiches ATP). Viel spricht dafür, dass die Cytochromoxidase durch die Somatovitalisierung aktiviert wird.

3. Hemmung der NADPH-Oxidase

Bei der Phagozytose (Aufnahme fester Partikel in das Zellinnere von bestimmten „Fress"zellen) steigt der O_2-Bedarf dieser Zellen (Makrophagen und neutrophile Granulozyten) steil an. Dabei kommt es zur vermehrten Freisetzung von reaktiven Sauerstoffspezies, welche zur Zerstörung von phagozytierten Fremdkörpern (wie Bakterien und Viren) beitragen. Als Katalysator wirkt dabei die NADPH-Oxidase. So wichtig die Entstehung von Sauerstoffradikalen bei Abwehrreaktionen ist, so schädlich wirkt sie, wenn bei Stress, Krankheit, Alterung, Überlastung oder Umweltschädigung (Abgase, Rauchen) zu viel davon gebildet oder aufgenommen wird, insbesondere in Endothelzellen, glatten Muskelzellen, Myokardzellen und Fibroplasten (NO-Inaktivierung, Abnahme der Endothelreagibilität, Vorstadium von Herzinfarkt und anderen Gefäßkrankheiten). Die Somatovitalisierung hemmt die Aktivität der NADPH-Oxidase und führt damit zu einer verminderten Bildung von Sauerstoffradikalen, anders ausgedrückt, die antioxidative Kapazität jeder einzelnen Zelle steigt an.

4. Verstärkte Bereitstellung von Reduktionsäquivalenten

Eine Vielzahl von Stoffen wird in der Leber unter Beteiligung von NADPH-abhängigen Dehydrogenasen durch Oxidation entgiftet (wie polyzyklische Kohlenwasserstoffe und halogenierte Verbindungen). Die Synthese des Glückshormons Serotonin ist auf die Anwesenheit von Tetrahydrobiopterin angewiesen, welches unter Anwesenheit von NADPH aus Dihydrobiopterin generiert wird. Die permanente H_2O_2-Entgiftung erfolgt unter Einbeziehung von NADPH über das Glutathionsystem und stellt damit eine Grundbedingung des aeroben Metabolismus dar. Die Somatovitalisierung bewirkt über die Hemmung der

NADPH-Oxidase eine Anreicherung von Reduktionsäquivalenten (NADPH bzw. bei ihrer Anwesenheit generierte Elektronendonatoren).

4. Bestätigung aus der Praxis

2007 wurde die erste Auswertung der seit Einführung der Spirovitaltherapie erhobenen, rückläufigen Stellungnahmen von Endanwendern und Therapeuten durchgeführt. Sie bestätigte die theoretischen Erkenntnisse in vollem Umfang.

163 Krankheiten bzw. Befindensstörungen wurden erfasst. 77 Prozent der mitgeteilten Beschwerden erstreckten sich auf funktionelle, 23 Prozent auf organische Bereiche. Eine Altersabhängigkeit bezüglich des Erfolgs bestand nicht, die Angaben reichten von 21 bis 91 Jahre. Mitunter kam es zu einer vorübergehenden Verschlechterung, spätestens ab dem siebten Anwendungstag stellten sich in allen Fällen deutliche subjektive, meist auch objektive Besserungen ein. Krankheiten bzw. Befindensstörungen, wo die Spirovitaltherapie auf Dauer negative Wirkungen gezeitigt hätte, wurden in keinem einzigen Fall verbalisiert.

Eine Auswertung der Endanwender-Angaben zur Effektivität der Spirovitalisierung bei organischen Krankheiten ergab einen erfolgreichen Einsatz bei Krankheiten des Nervensystems, der Atemwege, des Herzkreislauf-Systems, des Bewegungsapparats, des Hormonsystems, bei Stoffwechselkrankheiten, bei Augenerkrankungen, bei Schmerzen und bei Immunschwäche (konkret: zerebrale Dysfunktion, Multiple Sklerose, Morbus Parkinson; Schwindel; Asthma bronchiale, Bronchitis, COPD, Lungenemphysem, Schlafapnoe; Koronarsyndrom, chronische koronare Herzkrankheit, Hypertonie, Rhythmusstörung; Heuschnupfen, Allergie, Erkältung, grippaler Infekt, Entzündungen; Kopfschmerzen, Ohrenschmerzen, Krebs, Burnout, chronisches Ermüdungssyndrom; trockene Makuladegeneration, grauer Star, Glaskörperablösung; Arthrose; Hyperthyreose). Bezogen auf die Grunderkrankung vermerkten sie weitgehend übereinstimmend, dass sich nach ihrem Empfinden geringe bis gute Besserungen ergeben hätten, dass sich aber ihre vegetativ-hormonell-psychisch- immunologische Regulation geradezu dramatisch zum Positiven hin verändert habe, mit Auswirkung auf ihre gesamte Lebenssituation.

Bei funktionellen Störungen gaben die Endanwender eine positive

Beurteilung der Spirovitaltherapie an für den Energiestatus (Leistung, Aktivität, Belastbarkeit, Kraft, Motivation), das Wohlbefinden (Schlafqualität, Stimmung, Atmung, Verdauung, Schmerzen, Immunlage), die Regeneration (Vertiefung, Beschleunigung, Entspannung, Pulsberuhigung) sowie das Sinnessystem (Geruch, Sehkraft, Haut, Schwindel).

Bezüglich der Therapeuteneinschätzung ergab sich ein aus deren Sicht sinnvoller Einsatz der Spirovitaltherapie bei organischen Krankheiten in der Zahnheilkunde, in der Onkologie, bei Erkrankungen der Atemwege, der Augen, des Bewegungsapparates, des Herzkreislauf-Systems, des Immunsystems, bei Stoffwechselerkrankungen, als Anti-Aging und bei Schmerzen sowie bei Entzündungen und nach Operationen (konkret: Asthma, COPD, Makuladegeneration, Arthrose, Herzinsuffizienz, Hypertonie, Tinnitus, Varikosis, Schwindel, Autoimmunerkrankungen, Allergie, Regeneration, Krebs, Schmerzen, Diabetes, Amalgamentfernung).

Funktionelle Störungen lassen sich nach Meinung der Therapeuten durch die Spirovitaltherapie gut beeinflussen, insbesondere Leistungsabfall, mangelndes Wohlbefinden, Schlafstörungen, Immunschwäche und Sehschwäche.

5. Erkenntnisse aus der Tschernobyl-Studie

Wegen der Aktualität (Atomreaktor-Unglück in Fukushima/Japan) sollen zusammenfassend zu dem ubiquitären Einsatzbereich und stellvertretend für den Gesamtbereich bisheriger Studien zur Somatovitaltherapie die Ergebnisse einer aus der Ukraine stammenden Studie an 967 Tschernobyl-geschädigten Kindern aufgezeigt werden.

Nach der adäquaten Anwendung einer ergänzenden Spirovitaltherapie zusätzlich zur (notwendigen) traditionellen Therapie ergab sich für alle untersuchten (betroffenen) Organbereiche (Herz-Kreislauf-System, Atemwege, Magen-Darm-Kanal, Stoffwechsel, Nervensystem und Urogenitalsystem) für jedes einzelne Kind eine subjektiv und objektiv feststellbare Besserung der Symptomatik. Die Erfolge bei alleiniger herkömmlicher Therapie, ohne den Einsatz der Spirovitaltherapie (Kontrollgruppe), lag entsprechend zwischen 84 und 99 Prozent, in einigen Fällen musste die Therapie wegen erheblicher Nebenwirkungen gar vorzeitig abgebrochen werden.

Alle SVT-Kinder betonten die Besserung/ Überwindung vorher bestehender Kopfschmerzen, von Gelenk- und Brustschmerzen, von Nasenbluten und Halskatarrhen sowie eine Anhebung der allgemeinen Kondition und eine (erwünschte) Gewichtszunahme. Vorher pathologische Blutwerte normalisierten sich weitgehend. Das die Symptomatik auslösende Caesium-137 fiel im Vergleich zur Kontrollgruppe sehr viel stärker ab.

6. Schlussfolgerungen aus Theorie und Praxis

Wenn sowohl Endanwender als auch Therapeuten eine gute Wirkung der Spirovitaltherapie bei so vielen organischen Erkrankungen und funktionellen Störungen beobachteten bzw. am eigenen Leib verspürten, dann muss da – aus medizinischer Sichtweise betrachtet – was dran sein, so meine Überzeugung, zumal auch theoretisch klare Vorstellungen bestanden über den physikalisch-biochemischen Ansatz der Spirovitaltherapie.

Die vielfältigen Einsatzmöglichkeiten weisen stark auf ein allgemeines naturheilkundliches Prinzip hin, die „Entschlackung“ und Harmonisierung der extrazellulären Matrix, des Grundgewebes.

Die Spirovitaltherapie ist eine Basistherapie, die bei allen energetischen Störungen des Organismus einsetzbar ist, und die Grundlage dafür darstellt, dass andere therapeutische Maßnahmen effektiv eingesetzt werden können, oder – bei bestimmten Konstellationen – dass der Körper in die Lage versetzt wird, sich selbst zu helfen und die vorliegende Störung zu beseitigen.

7. Zusammenfassung

Im Prinzip handelt es sich bei der Spirovitaltherapie um eine Maßnahme, die – wie bei Einsatz von Naturheilverfahren üblich – sich auf den ganzen Körper, nicht auf ein einzelnes Organ bezieht. Die funktionelle Störung bzw. die Grunderkrankung ausgelöst – so die aktuelle Vorstellung – hatte ja eine energetische Unterversorgung und damit verringerte ATP-Bildung einzelner (besonders prädisponierter) Organe oder des gesamten Organismus, ein Prozess, der sich über Jahre bis Jahrzehnte, mit langsam zunehmender Auswirkung, angebahnt hat.

Die Somatovitaltherapie bewirkt in diesem Zusammenhang eine „Entschlackung“ der Grundsubstanz (damit bessere Durchgängigkeit für die Atemgase O_2 und CO_2 sowie lebensnotwendige Substrate), eine bessere Sauerstoffversorgung jeder einzelnen Zelle, eine verstärkte ATP-Bildung und eine bessere Entgiftung von Sauerstoffradikalen, zusammenfassend eine bessere Energetisierung jeder einzelnen Zelle.

Aus dieser Erkenntnis heraus erklärt sich die ubiquitäre Einsetzbarkeit der Somatovitaltherapie, oft als alleinige therapeutische Maßnahme, meist als adjuvante, vorbereitende oder nachbereitende zusätzliche Maßnahme anderer Therapien.

Je schwerer bzw. je fortgeschrittener die Störung ist, desto seltener wird die Somatovitaltherapie allein zum Erfolg führen, desto mehr Geduld wird auch bis zur Besserung aufgebracht werden müssen. Dennoch gibt es zahlreiche Fallbeschreibungen, wo auch schwere Störungen, vor allem subjektiver Art wie beispielsweise Schmerzen, sich nach wenigen Anwendungen schon deutlich besserten.

II. Vergleich der Somato- (Spiro-) vitaltherapie mit herkömmlichen Sauerstofftherapien

„Überleben ohne feste Nahrung: 40 Tage; ohne Flüssigkeit: 4 Tage; ohne Sauerstoff: 4 Minuten! Ohne Sauerstoff kein höheres Leben", so die kurzgefasste Erkenntnis der Wissenschaft, Hinweis auf die extrem hohe Bedeutung einer kontinuierlichen Zufuhr des „Lebenselixiers" Sauerstoff für alle höheren Lebewesen.

Die ausreichende Anwesenheit von Sauerstoff ist die Voraussetzung für alle Stoffwechselvorgänge, verbunden mit der Erzeugung von Energie, einem hochkomplexen Vorgang, welcher erst spät in der Evolution auf Grund veränderter Umweltbedingungen (Sauerstoff-Revolution) entwickelt wurde.

Gemeint ist die Evolution der zellulären Atmung, welche die oxidative Kraft von Sauerstoff zu einer wesentlichen Effizienzsteigerung des Energiestoffwechsels (Photosynthese bei Pflanzen, zelluläre Atmung bei Tieren) einsetzt. Zum Aufbau von Protonengradienten werden dazu Elektronentransportketten benutzt, welche die ATP-Generierung aktivieren und aufrechterhalten.

Ohne Sauerstoff ist keine zelluläre Atmung und damit keine effektive Energiegewinnung zum Aufbau von ATP möglich. Sein ständiger, ausreichender Fluss von der Außenluft bis zu den Mitochondrien muss auf alle Fälle und unter allen Umständen gewährleistet sein.

Das bedeutet einen hohen Aufwand an entsprechenden Funktionen und Strukturen sowie deren Sicherung: Transport mit der Atemluft in die Lunge, Übergang in die Lungenkapillaren und in die Erythrozyten, Bindung in diesen an das Hämoglobin, Transport mit dem Blutfluss in die Peripherie möglichst nahe an alle Zellen des Organismus, Loslösung vom Hämoglobin, Diffusion durch die Erythrozyten- und Gefäßwand in die interzelluläre Matrix, Aufnahme in die einzelnen Zellen, Übergang in die Mitochondrien und dort geregelte Reaktion mit Wasserstoffionen zur kontrollierten Freisetzung von Energie.

Störungen sind auf diesem Weg vielfach möglich (Krankheiten, Stress, Alter, Verhalten, Umwelt) und dementsprechend häufig. Folge sind Sauerstoffmangelkrankheiten, worunter – je nach medizinischer Schule – mehr oder weniger viele (vor allem chronische) Krankheiten und Befindensstörungen subsumiert werden.

Entsprechend hat es im Laufe der Menschheitsgeschichte nicht an Überlegungen gefehlt, wie der Sauerstoffstatus verbessert (erhöht) werden könnte. Die bisherige Aufmerksamkeit der klassischen etablierten Medizin wie auch eines Großteils der diesbezüglichen Forschung und Wissenschaft richtete sich vorwiegend auf die Entwicklung von Methoden und/oder Präparaten, welche das Sauerstoffangebot in der Einatemluft bis in die einzelnen Zellen erhöht. Bei Zugrundelegung der Tatsache, dass „nur" ein Teil davon in Energie umgewandelt und ein beträchtlicher Teil wieder „ungenutzt" ausgeatmet wird (der Wirkungsgrad somit gering ist), erstaunt es um so mehr, dass bisher eher selten der Frage nachgegangen wurde, wie der vorhandene Sauerstoff wirkungsvoller genutzt werden könnte.

Auch wenn die naturwissenschaftlichen Erkenntnisse zum Sauerstoffweg durch den Körper zunächst nur unzureichend bekannt waren, wurden richtige Ratschläge bezüglich einer adäquaten Lebensweise herausgearbeitet (Ernährung, körperliche Ertüchtigung, Harmonisierung der Lebensführung).

Mit zunehmender Kenntnis der Zusammenhänge wurden die therapeutischen Angebote differenzierter. Sie konzentrierten sich auf ein höheres Angebot an Sauerstoff in der Einatemluft, eine Steigerung des Sauerstofftransports bis in die Zelle und eine Erhöhung seiner Utilisation daselbst.

Die gängigsten Verfahren sollen in diesem Beitrag bezüglich ihrer Wirkweise, Handhabung, mit den entsprechenden Indikationen und möglichen Nebenwirkungen, sowie im Vergleich zur Spirovitalisierung wiedergegeben werden.

1. Hämatogene Oxidationstherapie (HOT)

Bei der HOT wird eine geringe Menge dem Patienten entnommenes, venöses Blut durch ein spezielles Gerät mit Sauerstoff und Ozon angereichert und dem Patienten wieder zugeführt. In der Regel erfolgt gleichzeitig eine Ultraviolettbestrahlung (UVB) des vorübergehend entnommenen Blutes, welche über ihre Quantenenergie zu Elektronenanregungen im Sinne einer photochemischen Anregung an absorbierenden Biomolekülen führt.

Die HOT/UVB ist nach Ansicht der Befürworter keine eigentliche Sauerstoff- bzw. Ozontherapie, dazu sind die entnommenen und behandelten Mengen zu gering.

Die tatsächliche Wirkungsweise ist bisher nur teilweise bekannt, am ehesten ist sie als eine Stimulations- und Anregungstherapie zu bezeichnen, die bei chronisch krankem und belastetem Gewebe wichtige, biochemische Prozesse in Gang setzt.

Nach Meinung der Befürworter kommt es zu einer Aktivierung des Sauerstoffs, welche die Oxidation von Lipiden verhindert, die biologische Oxidation fördert, die Zellatmung verbessert und sich günstig auf die Blutzusammensetzung, die Gerinnung, die Fließeigenschaften des Bluts, den Stoffwechsel, das Immunsystem und die allgemeine Leistungsfähigkeit auswirkt.

Nach Angaben der Internationalen Arbeitsgemeinschaft für HOT gelten als wichtigste Indikationen für eine HOT/UVB-Therapie die periphere DBS, Hirn-DBS, Angina pectoris, Bluthochdruck, niedriger Blutdruck, Augenerkrankungen, Lebererkrankungen, Lungenerkrankungen, Nierenerkrankungen, Stoffwechselkrankheiten, Alterskrankheiten, Krebsnachbehandlung und Diabetes.

Nebenwirkungen werden keine angegeben. Die Wirkungsweise gilt aus streng naturwissenschaftlicher Sicht als wenig plausibel, positive Auswirkungen auf das Krankheitsgeschehen können danach bis heute nach wissenschaftlichen Kriterien nicht eindeutig belegt werden.

2. Hyperbare Sauerstofftherapie

Bei der hyperbaren Sauerstofftherapie (auch hyperbare Oxigenation HBO, oxygen under high pressure OHP oder hyperbaric oxygen pressure therapy HOPT) atmet der Patient für definierte Zeiträume und Intervalle reinen Sauerstoff bei erhöhtem Umgebungsdruck (meist in einer Überdruckkammer).

Physikalisch kommt der erhöhte Umgebungsdruck (dadurch auch vermehrt physikalisch gelöster Sauerstoff im Blut), physiologisch die Sauerstoff-Diffusionsstreckenverlängerung zum Tragen. Dies wirkt sich toxisch auf krankheitsverursachende Anaerobier und deren Toxinproduktion, auf eine Verbesserung der zellulären Abwehr, eine Neubildung bzw. Neueröffnung von bereits angelegten Kapillaren und damit auf eine Verbesserung der Mikrozirkulation sowie eine Ödemreduktion aus.

Die Gesellschaft für hyperbare Sauerstofftherapie selbst gibt zahlreiche Indikationen für deren Einsatz an, wobei einige allgemein als gesicherte Indikationen gelten (CO-Intoxikationen, Gas- und Luftembolien, Gasbrand, Dekompressionskrankheit und Neuroblastom), einige als wahrscheinlich (chronische Osteomyelitis des Unterkiefers, schlecht heilende Wunden wie bei Diabetes und venöse DBS, Nebenwirkungen bei Strahlentherapie und entzündliche Darmerkrankungen), andere sind unter Schulmedizinern eher umstritten.

Als mögliche Nebenwirkungen gelten: Schädigung der Lunge, Krampfanfall, Kurzsichtigkeit, Übelkeit, Erbrechen und Barotrauma des Trommelfells, die sich allerdings bei sachgemäßer Anwendung sicher vermeiden lassen.

3. Ionisierte Sauerstoff-Therapie (IO_2Th/Engler)

Über eine Maske wird den Patienten eine, in einem speziellen Gerät produzierte, genau definierte Mischung von vier Sauerstoff-Formen (O_2, O^{2-}, $^1O_2$, O^{2+}) angeboten. Es handelt sich um den neutralen, molekularen, elektronenfaden Grundzustand von Sauerstoff; das Sauerstoffanion (Supersauerstoff, elektronenaktivierter, negativ ionisierter Sauerstoff, wie er natürlicherweise am Meer, im Gebirge, an einem Wasserfall oder bei einem Gewitter vorkommt); den neutralen, aktivierten Sauerstoff (Singulett-Sauerstoff) und das Sauerstoffkation (positiv ionisierter Sauerstoff).

Negative Sauerstoffionen sollen den Übertritt von Sauerstoff aus der Lunge ins Blut beschleunigen, den Sauerstofftransport in die Zellen verbessern und dort seine Verwertung optimieren. Ihnen wird durch Lösung von pathogenen Regulationsstarren eine gesundheitsfördernde und heilende Wirkung zugeschrieben, eine Anhebung des allgemeinen Wohlbefindens, eine Anregung der geistigen Leistungsfähigkeit und ein Zuwachs an Muskulatur.

Als Indikationen nennen die Befürworter: Störungen des Energiehaushalts und der Regulation, Schmerzen, Krebsgefährdung, Zusatztherapie bei Krebserkrankungen, Stoffwechselkrankheiten, alle Sauerstoffmangel- und Sauerstoffverwertungskrankheiten, Erkrankungen aus dem rheumatischen Formenkreis, Allergien, Immunschwäche, erniedrigte körperliche und geistige Leistungsfähigkeit, Konzentrationsschwäche, Erschöpfung, Aids, Muskelverspannung, Kopfschmerzen, Hauterkrankungen, Falten, Zellulitis, Ausschläge, unreine Haut, Kosmetik, Verbrennungen, Wunden, Druckstellen, Hautregeneration, Akne, Haarpflege, Sinusitis, Bronchitis, Staublunge, Asthma, Emphysem, Stimulierung des Knochenwachstums, Hypertonie, Hypotonie, vegetative Dystonie, Migräne, Dysmenorrhoe, psychovegetative Dysregulation, Stressreaktion, Schlafstörungen, Kreislaufbeschwerden, Durchblutungsstörungen (zerebral, peripher, Herz), prä-/postapoplektische Zustände, Tinnitus, Schwindel, Hörsturz, Ulcus cruris, postoperative Regeneration, depressive Versagenshaltung, Alterserscheinungen, Anti-Aging, Geriatrie.

Unerwünschte Wirkungen und Nebenwirkungen werden kaum angegeben, möglicherweise Druck über der Brust, Kopfschmerzen, Schwindel, Übelkeit, Unruhe und Schweißausbrüche.

Die Hyperthyreose stellt eine absolute Kontraindikation dar.

Die Schulmedizin erkennt das Verfahren bisher meist nicht an. Die therapeutische Wirkung bleibt vorerst umstritten.

4. Oxyvenierungstherapie

Bei der Oxyvenierungstherapie erhalten die Patienten eine mehrwöchige Serie von intravenösen Sauerstoffinfusionen, bei denen sich der in Form kleinster Gasblasen eingebrachte Sauerstoff physikalisch im Serum löst und teilweise an das Hämoglobin der Erythrozyten gebunden wird.

Unter den Befürwortern gilt sie als eine einzigartige, hochwirksame, gefahrlose Möglichkeit zur Umstimmung und Aktivierung von Selbstheilungskräften und zur Anregung des Immunsystems.

Ihre Wirkungen werden umschrieben als Erhöhung der Prostazyklin-

Bildung (Vasodilatation, Thrombozytenaggregationshemmung und Ödemausschwemmung), als Vermehrung einer bestimmten Leukozytenfraktion (welche günstig auf das Immunsystem einwirkt), als Durchblutungssteigerung, als vermehrte Bildung von körpereigenen Radikalenfängern, als Besserung des Allgemeinbefindens und ganz allgemein als Steigerung der Vitalität.

Als Indikationen gelten unter Anhängern: Durchblutungsstörungen aller Art (Beine, Finger, Gehirn, Herz, Innenohr, Auge), Ulcus cruris, Polyneuropathien, Gedächtnisstörungen, Schlaganfallfolgen, Herzinfarktfolgen, Angina pectoris, Herzmuskelschwäche, Migräne, Tinnitus, Makuladegeneration, Allergien, Asthma, Colitis ulcerosa, Rheuma, Polyarthritis, Morbus Alzheimer, Morbus Parkinson, Neurodermitis, Psoriasis, chronisches Ekzem, Potenzstörungen, begleitende Tumortherapie, Nieren-/Leberschwäche und Niereninsuffizienz.

An möglichen Nebenwirkungen werden von den Kritikern Druckgefühl in der Brust, Hustenreiz, Müdigkeit, Kopfdruck, Gesichtsröte und Aktivierung chronischer Herde artikuliert, für die Befürworter sind dies vorübergehende Symptome und Beweis der Effektivität der Oxyvenierungstherapie.

Als Komplikationen gelten das (bisher kaum beobachtete) Auftreten einer Gasembolie. Kontraindikationen stellen akute Infektionen, akute schwere Traumen, akuter Herzinfarkt und apoplektischer Insult dar, bei sorgfältiger Anwendung wohl kein Problem.

Eine Anerkennung durch die Schulmedizin liegt bisher nicht vor. Nach deren Einschätzung handelt es sich eher um ein wissenschaftlich ungenügend belegtes Verfahren und eine umstrittene Therapie.

5. Ozontherapie

Die Ozontherapie beinhaltet die parenterale (z.B. Injektionen; Eigenblutbehandlung) oder lokale (z.B. rektale) Anwendung von Ozon (dreiatomige, energiereiche Variante des reaktionsträgen atmosphärischen Sauerstoffs, d.h. des Triplett-Sauerstoffs).

Die Ärztliche Gesellschaft für Ozontherapie spricht von vier Hauptwirkungen: Bakterien, Viren, Pilze sollen abgetötet werden (mikrobizide Wirkung); Sauerstoff soll vermehrt freigesetzt werden (Sauerstoff-Liberalisierung); die Durchblutung soll gesteigert werden; der Immunstatus soll verbessert werden (Immunaktivierung).

Zur Sauerstoff-Liberalisierung wird angeführt, dass es zu einer spezifischen Wirkung auf das Glutathionsystem von Erythrozyten komme, dass die Glukose-6-phosphat-dehydrogenase spezifisch beeinflusst würde und dass es über eine Verringerung der Sauerstoffaffinität zu einer erleichterten Sauerstoffabgabe im Gewebe komme.

Als Indikationen werden von den Anwendern angegeben: arterielle DBS, Umstimmung/ Roborierung, Unterstützung von konventionellen Krebstherapien, Virusinfektionen, Autoimmunerkrankungen, toxische Lebererkrankungen, Hautaffektionen, Varizen, Asthma und Allergien.

Als Kontraindikationen gelten Herzinfarkt, Blutgerinnungsstörungen, Schlaganfall, Schilddrüsenüberfunktion und Schwangerschaft.

Nach Anwenderaussagen gibt es kaum Nebenwirkungen, Skeptiker sprechen von Reizgas, Lungenembolie, Kreislaufkollaps, Hepatitis B, Schwindel, Übelkeit, Kopfschmerzen, Rhythmusstörungen und allergischem Schock; bei sorgfältiger Anwendung mit Sicherheit kaum ein größeres Risiko.

6. Sauerstoff-Mehrschritt-Therapie

Die Sauerstoff-Mehrschritt-Therapie nach M. von Ardenne vollzieht sich in drei Schritten (Gabe von Vitaminen und Mineralstoffen zur Verbesserung der Sauerstoffverwertung in der Zelle, zur Bindung von freien Radikalen und zur Auffüllung der Speicher; Inhalation eines mindestens 92-prozentigen Sauerstoffgemisches mit einer Durchflussrate von 5–30 l/min und von unterschiedlicher Dauer; Verbesserung der Durchblutung durch Steigerung des HMV (Herzminutenvolumen) mittels leichter kontinuierlicher oder intermittierender körperlicher oder geistiger Belastung).

Alle drei Schritte zusammen bewirken einerseits eine Anhebung des arteriellen Sauerstoffangebots, andererseits eine erhöhte Utilisation und darüber hinaus eine Neutralisation der durch die Anhebung des arteriellen pO_2 vermehrt produzierten Radikale. Im Endeffekt kommt es zu einer Anhebung des arteriellen und gleichzeitig zu einer Absenkung des venösen Sauerstoffpartialdrucks und damit zu einer Vergrößerung der arteriovenösen Sauerstoffdifferenz.

Als Ursache der positiven Effekte werden einerseits die Abschwellung vorher bestehender Endothelschwellungen angeführt, die zu einer Verschlechterung des Stoffaustauschs führen und mit zunehmendem Lebensalter, im Stress und bei Krankheiten verstärkt auftreten; weiterhin eine Verringerung der Blutviskosität und drittens eine Erhöhung der Erythrozytenverformbarkeit bewirken, alles Gründe für einen verschlechterten Sauerstoffaustausch.

Als Indikationen werden von der Ärztegesellschaft für Sauerstoff-Mehrschritt-Therapie angegeben: Allgemeiner Vitalitätsverlust, Erschöpfungssyndrom, Stärkung des Immunsystems, Durchblutungsstörungen, Stoffwechselerkrankungen, Gedächtnis- und Konzentrationsstörungen, Allergien, Regeneration nach Herzinfarkt und Schlaganfall, Asthma bronchiale und chronische Bronchitis, Emphysem, Herzrhythmusstörungen, Herzschwäche, Angina pectoris, Schwindelneigung, Kreislaufbeschwerden, Arthrosen, Rheuma, Osteoporose, Wirbelsäulenleiden, Schlafstörungen, Depression, Migräne, Hörsturz, Tinnitus, Nierenerkrankungen, Regeneration nach schweren Erkrankungen und Operationen, Infektanfälligkeit der Atemwege, grauer Star, Retinopathie, Krebsbehandlung und Krebsvorbeugung.

Nebenwirkungen gibt es nach den Befürwortern keine, solange die Richtlinien eingehalten werden. Skeptiker führen im Rahmen von Überdosierungen Übelkeit, Erbrechen, Kopfschmerzen, Schwindel, Bewusstseinsstörungen, epileptische Anfälle, Lungenödem, Koma und Atemstillstand an, bei gezielter Anwendung wohl kein Problem.

7. Spirovitaltherapie (SVT)

Spirovitalisierung bedeutet ganz allgemein die künstliche Energetisierung der Einatemluft, die dadurch in ihrer Zusammensetzung selbst nicht verändert wird. Bewirkt wird diese Energetisierung durch eine kurzzeitige Anhebung des Sauerstoffs der Umgebungsluft aus dem Grundzustand (Triplett-Sauerstoff, $^3O_2$) auf ein höheres Energieniveau (Singulett-Sauerstoff, $^1O_2$). Dies geschieht auf Grund der Einwirkung von Licht spezifischer Wellenlänge unter Anwesenheit eines ausgewählten, speziellen, patentierten Photosensibilisators.

Dieses höhere Energieniveau von Sauerstoff bleibt jedoch „nur“

Bruchteile von Sekunden bestehen, bis die beim Rückfall in den Grundzustand freiwerdende Energie an die Wassermoleküle der Luft abgegeben wird (Energieerhaltungssatz) und zusammen mit dem „normalen" atmosphärischen Sauerstoff der wasserdampfgesättigten Umgebungsluft eingeatmet wird.

Im Einzelnen lassen sich folgende physiologischen bzw. biochemischen Aspekte unterscheiden, welche letztlich zu einer verstärkten ATP-Generierung führen:

Die nach dem Rückfall des zuvor erzeugten Singulett-Sauerstoffs in den Grundzustand freiwerdende Energie wird zur Bildung von energiereichen Wasserstoffbrücken verwendet und kann damit einerseits über die Lungen bis zu den Kapillaren transportiert werden, andererseits direkt transzellulär die intrazellulären Mitochondrien erreichen.

Im Gefäßsystem erfolgt durch die Aktivierung von 2,3-Biphosphoglyzerat die verstärkte Loslösung des Sauerstoffs vom Hämoglobin in den Erythrozyten (Rechtsverschiebung der Sauerstoffdissoziationskurve).

Der in die Mitochondrien gelangte Sauerstoff wird in der Atmungskette durch die Aktivierung des Cytochromoxidase-Komplexes verstärkt mit Wasserstoffionen zu Wasser metabolisiert, wobei viel Energie frei wird, welche der ATP-Generierung dient.

Einen zusätzlichen, positiven Effekt zeitigt die Spirovitaltherapie durch die Neutralisation von Sauerstoffradikalen, welche im Stoffwechsel ständig entstehen (und auch lebensnotwendig sind), bei Überhandnehmen (Stress, Alter, Krankheit) jedoch die energetische Situation der einzelnen Zellen teilweise dramatisch verschlechtern können.

Weiter bewirkt die Somatovitalisierung über die Hemmung der NADPH-Oxidase eine Anreicherung von Reduktionsäquivalenten, welche eine zentrale Rolle bei der Entgiftung von Schadstoffen in der Leber, bei der Synthese des ‚Glückshormons' Serotonin und bei der permanenten H_2O_2-Entgiftung einnehmen.

Die Spirovitalisierung kombiniert diese wichtigen Aspekte, was sie den genannten Sauerstofftherapien voraus hat. In diesem Kontext ist zu betonen, dass sie eben keine Sauerstofftherapie im herkömmlichen Sinne ist (die Einatemluft unterscheidet sich nicht von der Außenluft), sondern eine Energetisierung der Einatemluft darstellt.

Aus allen bisherigen Erfahrungen und Erkenntnissen ergibt sich, dass die Spirovitalisierung einen komplexen Eingriff in die biokybernetischen und bioenergetischen Funktionsabläufe des Organismus darstellt. Dies führt über eine Harmonisierung der Grundregulation in der Zelle wie in der extrazellulären Matrix zu einer verbesserten Sauerstoffzufuhr in alle Strukturen und dort zu einer erhöhten O_2-Utilisation. Damit wird die zelleigene Energieproduktion (ATP) aktiviert und zur Regulation des Zellstoffwechsels im gesamten Organismus beigetragen.

Präventiv wie kurativ aktiviert und unterstützt die Spirovitalisierung notwendige bioregulatorische Prozesse im Sinne einer ganzheitlichen und universell einsetzbaren Maßnahme. Sie begleitet und fördert als Basistherapeutikum gleichermaßen Prävention und Rehabilitation, Leistungsoptimierung und Regenerationsbeschleunigung, klinische Behandlungskonzepte und schulmedizinisch ausgerichtete Interventionen.

8. Vergleich der herkömmlichen Sauerstofftherapien untereinander und mit der Spirovitaltherapie

Physiologisch-biochemischer Hintergrund, Wirkweise und Indikationen verdeutlichen, dass allen Therapien ähnliche theoretische Überlegungen zu Grunde liegen.

Ausgehend von der Grundvorstellung, dass die hauptverantwortliche Determinante von Leben die kontinuierliche Erzeugung von speicherbarer und jederzeit abrufbarer Energie (ATP) darstellt, wird (zu Recht) geschlussfolgert, dass Gesundheit bzw. deren Verlust vorwiegend mit Störungen der sehr komplexen Regelsysteme im Zusammenhang mit energetischen Aspekten zu erklären ist. Diese sind (leider) oft der „konventionellen" Medizin (weniger milieu- als vielmehr zellularpathologisch ausgerichtet) schwer zugänglich, womit Naturheilverfahren mit ihren multifaktoriellen Ansätzen (Ernährung, Bewegung, Stressabbau – eben aktive Verhaltensänderung) zunehmend, auch schulmedizinisch, Anerkennung erfahren und damit in der ganzheitlichen Betrachtung des Patienten an Bedeutung gewinnen.

Diese Verfahren sollen eine Anregung der individuellen körpereigenen Ordnungs- und Heilkräfte bewirken, wodurch insgesamt die „Regulationsstarre" beseitigt werden soll, wobei eine optimale Sauerstoffversorgung als Katalysator (Schlüssel) zur Generierung der dafür notwendigen Energie gilt.

Das vorrangige Ziel ist damit die optimale Versorgung aller Körperzellen mit Sauerstoff. Die einzelnen Schritte dazu bestehen in einer Erhöhung des Sauerstoffangebots mit der Atemluft, einem verstärkten Übergang von Sauerstoff ins Blut und Bindung daselbst an das Hämoglobin der Erythrozyten, einer verstärkten Abgabe von Sauerstoff im peripheren Gewebe, einem erhöhten Einstrom von Sauerstoff in die einzelnen Zellen und dort in die Mitochondrien sowie seine vermehrte Utilisation.

Nicht alle Schritte lassen sich leicht, effektiv und ohne Gefahren beeinflussen, wie die Beurteilung der einzelnen herkömmlichen Sauerstofftherapien durch die wissenschaftliche Medizin aufzeigt. Am häufigsten wird versucht, das Sauerstoffangebot in der Einatemluft, die Träger von Sauerstoff im Blut sowie dessen schnellere Aufnahme/Abgabe und Reaktionsfreudigkeit in den Mitochondrien zu beeinflussen.

Genau dies wird auch mit den „etablierten" Sauerstofftherapien laut den dafür zuständigen Ärzte- (bzw. Therapeuten-) Gesellschaften erreicht, wobei allerdings festzustellen bleibt, dass die meisten sich auf die Beeinflussung *einer* „Stellschraube" beschränken (z.B. hyperbare Sauerstofftherapie), dass durch ihre Anwendung auch unerwünschte Begleitreaktionen ausgelöst werden können (z.B. verstärkte Radikalenbildung bei der Sauerstoff-Mehrschritt-Therapie, die durch zusätzliche Maßnahmen wie Gabe von Vitaminen und Mineralstoffen wieder neutralisiert werden sollen), und dass – aus wissenschaftlicher Sicht – detaillierte Erklärungen zur Wirkweise bisher nicht ausreichend vorliegen.

In diesem Zusammenhang verdient die vor etwa fünfzehn Jahren entwickelte und ständig verbesserte Methode der Spirovitalisierung (Energetisierung der Atemluft) besondere Beachtung. Sie setzt nicht nur gleichzeitig an mehreren Stellschrauben an (Verbesserung der Versorgung aller Körperzellen mit der beim Rückfall des energiereichen Singulett-Sauerstoffs in seine elektronenfade Grundform freigesetzten Energie auf Grund verstärkter Bildung von Wasserstoffbrücken; Beschleunigung und Erhöhung der Sauerstoffloslösung vom Hämoglobin in der Peripherie – 2,3-Biphosphoglycerat-Aktivierung; vermehrte ATP-Generierung in den Mitochondrien – Cytochromoxidase-Aktivierung; verstärktes Einfangen von Sauerstoffradikalen – Inaktivierung der NADPH-Oxidase; optimale Bereitstellung von Reduktionsäquivalenten – NADPH, Tetrahydrobiopterin). Sie provoziert keinerlei unerwünschte Wirkungen oder Nebenwirkungen, soweit bisher aus einigen Millionen Anwendungen bekannt wurde. Drittens sind für ihre Wirkungen entscheidende Mechanismen detailliert entschlüsselt und nachvollziehbar im Detail erklärt, was diese Therapie zunehmend in den Rang wissenschaftlich anerkannter Methoden erhebt.

Letztlich ausschlaggebend für ihre Akzeptanz wird angeführt, dass sie auch solitär die Wirkungen anderer „üblicher" Sauerstofftherapien impliziert, gleichzeitig jedoch eine gute Ergänzung anderer Sauerstofftherapien darstellt, indem sie deren Effekte verstärkt und deren mögliche Nebenwirkungen neutralisiert. Besonders hervorzuheben ist zudem die Einfachheit in der Anwendung. Man trägt lediglich eine leichte Atembrille (SVT), trinkt energetisiertes Wasser (GVT) oder legt den Stream auf die betroffene Stelle auf.

III. Biochemisch-physiologische Grundlagen

1. Begriffsbestimmung

Zunächst wurde die Spirovitaltherapie (SVT) als eine Art Sauerstofftherapie (konkret: die Zufuhr von energetisiertem Sauerstoff über die Atemluft) entwickelt. Die Energetisierung, so die Vorstellung und Bestätigung durch Studienergebnisse, wird dabei durch eine Umwandlung des Sauerstoffs mit Hilfe von Licht und einem Photosensibilisator aus dem Grundzustand (Triplett-Sauerstoff) in die aktivierte Form (Singulett-Sauerstoff) erreicht. Der weitere Weg des aktivierten Sauerstoffs bis in die einzelnen Zellen ließ sich zwar nicht konkret nachvollziehen, die Erfolge sprachen jedoch für sich.

Zwischenzeitlich reifte die Erkenntnis, dass kein Singulett-Sauerstoff eingeatmet wird, sondern diese aktivierte Form von Sauerstoff nur kurzfristig erhalten bleibt, bevor eine Rückverwandlung in den Grundzustand erfolgt, bei welcher Energie frei wird. Diese wird dann durch die vermehrte Bildung von Wasserstoffbrücken gebunden und einerseits mit der Atemluft eingeatmet, wobei die Wasserdampfsättigung der Inspirationsluft eine wichtige Rolle spielt. Andererseits ist eine direkte transzelluläre Durchdringung im Sinne von Biophotonen möglich.

Unklar blieb dabei immer noch, wie die Energie nach der Inkorporation im Detail in die peripheren Zellen kommt, nachdem sie einerseits in den Erythrozyten verstärkt die Sauerstoff-Loslösung vom Hämoglobin bewirkt hat, und wie andererseits die Verwertung (Utilisation) von Sauerstoff in den Mitochondrien der peripheren Zellen zur ATP-Generierung erhöht wird.

In diesem Kontext konnte nicht mehr von Sauerstofftherapie im strengen Sinn gesprochen werden, es wurden die Begriffe „Energetisierung/ Aktivierung der Atemluft“ und „Spirovitalisierung“ entwickelt, die der aktuellen Auffassung näher kommen.

Genau genommen handelt es sich auch nicht um eine Energetisierung/

Aktivierung der Atemluft (die so eingeatmete Luft unterscheidet sich nicht von der umgebenden Raumluft), sondern mit der Atemluft zusammen werden „Energieträger“ (was auch immer darunter zu verstehen ist) aufgenommen und über Lungen, Kreislauf, Grundgewebe bis in die Mitochondrien der einzelnen Zellen transportiert.

Bleibt als derzeit genaueste Definition die Bezeichnung „Spirovitaltherapie“ (der Vorgang ist die Spirovitalisierung), d.h. die Vitalisierung der einzelnen Zellen des Körpers über die Atmung, erhalten.

2. Ausgangslage

Vor ca. fünfzehn Jahren wurde das Prinzip der Spirovitalisierung entwickelt und seitdem mit zunehmender Anerkennung durch die Fachwelt zur Behebung von funktionellen Störungen und organischen Erkrankungen eingesetzt. Schätzungsweise profitierten in den vergangenen Jahren in ca. 70 Ländern Tausende Menschen in Millionen Anwendungen von diesem neuen therapeutischen Prinzip (Angaben der Herstellerfirma).

Eine Auswertung von Patientenangaben zur Effektivität der Spirovitalisierung ergab einen erfolgreichen Einsatz bei Krankheiten des Nervensystems, der Atemwege, des Herz-Kreislauf-Systems, des Bewegungsapparats, des Hormonsystems, bei Stoffwechselkrankheiten, bei Schmerzen, bei Augenerkrankungen und bei Immunschwäche. Zusätzlich wurde nach eigenen Angaben der Energiestatus (Leistung, Aktivität, Belastbarkeit, Kraft, Motivation), das Wohlbefinden (Schlafqualität, Stimmung, Atmung, Verdauung, Schmerzen, Immunlage), die Regeneration (Vertiefung, Beschleunigung, Entspannung, Pulsberuhigung) sowie das Sinnessystem (Geruch, Sehkraft, Haut, Schwindel) positiv beeinflusst. Diese Einschätzung wurde übereinstimmend von den betreuenden Therapeuten geteilt.

Die ubiquitären Einsatzmöglichkeiten deuten stark auf einen Wirkzusammenhang der Spirovitaltherapie mit der Vitalisierung der einzelnen Organsysteme bzw. der Zellen selbst wie der interzellulären Matrix hin, zu erreichen einerseits über eine bessere Versorgung mit Energie zur Aufrechterhaltung lebenswichtiger Stoffwechselbereiche (Zunahme der Sauerstoffabgabe, Erhöhung der Sauerstoffverwertung, Harmonisierung des vegetativen Nervensystems, Aktivierung der Proteinsynthese), andererseits über eine verstärkte Entlastung von Stoffwechselendprodukten, insbesondere Sauerstoffradikalen (Stabilisierung des oxidativen Gleichgewichts, optimale Bereitstellung von Reduktionsäquivalenten).

Die derzeitige Argumentation zur Wirkweise der Spirovitaltherapie bezieht sich genau darauf, dass sie einen komplexen Eingriff in die biokybernetischen und bioenergetischen Funktionsabläufe des Organismus darstellt, welche über eine Harmonisierung der Grundregulation in der Zelle wie in der extrazellulären Matrix zu einer verbesserten Sauerstoffzufuhr in allen Strukturen und dort zu einer erhöhten O_2-Utilisation führt und damit die zelleigene Energieproduktion (ATP, wichtigste kurzfristig abrufbare Energiewährung der Zelle) aktiviert sowie zur Regulation des Zellstoffwechsels im gesamten Organismus beiträgt.

3. Traditionelle Sicht des Sauerstoff-Metabolismus

Das chemische Element Sauerstoff, mit ca. 49 Prozent das häufigste Element der Erde, tritt elementar vorwiegend in molekularer Form (Verbindung aus 2 Sauerstoffatomen mit der Summenformel O_2) auf. Es ist ein farb- und geruchloses Gas, das knapp 21 Volumenprozent der Luft und ca. 89 Massenprozent von Wasser ausmacht. Fast alle Lebewesen benötigen Sauerstoff zum Leben, entnommen wird er aus der Atemluft oder durch Resorption aus dem Wasser.

In atomarer Form (d.h. als freie einzelne Atome) kommt Sauerstoff stabil nur unter extremen Bedingungen vor. Elementarer gasförmiger Sauerstoff (O_2) ist dagegen relativ träge, viele Reaktionen finden unter Normbedingungen gar nicht bzw. extrem langsam statt. Zur Aktivierung bzw. Zunahme der Reagibilität werden entweder eine hohe Aktivierungsenergie oder reaktionsfreudige Radikale benötigt (erreichbar über hohe Temperaturen, Licht und/oder Sensibilisatoren/ Katalysatoren).

Reaktionen mit Sauerstoff sind in aller Regel Redoxreaktionen, d.h. unter Aufnahme von zwei Elektronen wird O_2 zum Oxid reduziert. Sauerstoff selbst ist somit ein Oxidationsmittel.

In der Natur befindet sich Sauerstoff in einem ständigen Kreislauf. Von autotrophen Lebewesen (wie Pflanzen) wird er bei der Photosynthese aus Wasser (unter Zuhilfenahme von CO_2) freigesetzt. Die meisten aeroben Organismen (wie Tiere) benötigen ihn lebensnotwendig zur Energiegewinnung durch Oxidation in den Mitochondrien (Kraftwerke der Energieumwandlung der aeroben Zellen; Hauptempfänger von molekularem Sauerstoff).

Bei Abfall des mitochondrialen pO_2 unter 30 Prozent des Normalwertes, d.h. 0,1–1 mmHg, drohen Funktionsstörungen und Schädigungen der Cytochromoxidase als wichtigstem Enzym der Atmungskette mit der Folge einer zellulären Hypoxie. Deren Auswirkung wäre eine Herabsetzung des Energiepotentials der Zellmembran von 70–90 mV auf ca. 10–20 mV; Endresultat: geschwächter Elektronenstrom, gestörte Zellkommunikation, gestörte Informationsübertragung, gestörte Signalübertragung, gestörte Energieübertragung, gestörter Energieaustausch, gestörte DNA-Synthese.

Sauerstoff wird während der ATP-Generierung (wichtigster kurzfristiger Energiespeicher des Körpers) in der Atmungskette zu Wasser reduziert.

Im Einzelnen kann der Sauerstoffkreislauf durch den Körper schematisch wie folgt dargestellt werden: Mit jedem Liter Luft atmen wir etwa 210 ml Sauerstoff (pO_2 ca. 160 mmHg) ein, ca. 1.500 ml/min in Ruhe. Von diesen 1.500 ml wird der größte Anteil wieder ausgeatmet (in Ruhe ca. 1.200 ml/min), der Differenzbetrag (ca. 300 ml/min) diffundiert von den Alveolen der Lunge (Oberfläche 80–100 m^2) entlang dem Konzentrationsgefälle in die Lungenkapillaren (pO_2 ca. 100 mmHg), wird dort an das Hämoglobin (eingeschlossen in den Erythrozyten; Konzentration 140–180 g/l beim Mann, 120–160 g/l bei der Frau; ca. 650–800 g insgesamt; etwa 1 % Neubildung täglich; pro Ery ca. 32 pg Hb, 1/3 seiner Zellmasse) in den Erythrozyten (Gesamtzahl 25 x 10^{12}; häufigster Zelltyp des Körpers) gebunden, mit dem Blutstrom in die Peripherie transportiert (täglicher Durchstrom 7.000–8.000 Liter), wo er sich vom Hämoglobin löst, durch die Kapillarwand ins Gewebe diffundiert (pO_2 ca. 20–40 mmHg), von dort weiter in die einzelnen Zellen (Gesamtorganismus: 75 x 10^{12} Billionen Zellen; pO_2 10–30 mmHg) und da wiederum in die Mitochondrien gelangt.

Dort wird er als Elektronenakzeptor gebraucht, um freiwerdende Wasserstoffatome zu binden, wobei Energie frei wird, die unter Zuhilfenahme bestimmter Enzyme das relativ energiearme ADP in das energiereiche ATP (wichtigster kurzfristiger Energiespeicher des Körpers mit einem Umsatz von ca. 60 kg täglich) umzuwandeln.

Bei diesem Prozess wird aus Sauerstoff und einem Teil der Energie aus den abgebauten (verstoffwechselten) Nahrungsmitteln Kohlendioxid (CO_2) und Wasser (H_2O) gebildet, die den umgekehrten Weg über das interzelluläre Gewebe und das Gefäßsystem zur Lunge nehmen und dort abgeatmet werden (H_2O nur teilweise).

Der Sauerstoff der Atemluft dient zusammengefasst der Erzeugung von Energie, notwendig für alle (lebenswichtigen) Synthese-Leistungen des Körpers, für die Entgiftung von Stoffwechselendprodukten und von Fremdmetaboliten, zur Verteidigung gegen Fremdkörper und Infektionen, für alle Stoffwechselvorgänge, zur Zellteilung und zur Beseitigung von Zellabbauresten.

Sauerstoff (und Wasser) stellen die wichtigsten allgemeinen Lebensgrundlagen dar. Er wird (zusammen mit der Energie aus Nahrungsmitteln, Photonen und der im Stoffwechsel erzeugten Energie) gebraucht für viele Millionen biologischer Reaktionen im Körper pro Sekunde.

4. Moderne, ergänzende Auffassungen zum Sauerstoff-Metabolismus

Die bisherigen Ausführungen erwecken den Eindruck, dass der Sauerstoff-Fluss von der Einatemluft bis in die einzelne Zelle und dessen dortige Verwertung allein durch physikalische Gesetze hinreichend erklärt ist.

Die entscheidenden Vorgänge wären demnach der Transport des Sauerstoffs mit der Atemluft in die Lungen, seine dortige Diffusion in die Lungenkapillaren entsprechend dem Gefälle des Sauerstoffdruckes, dem Weitertransport über das Gefäßsystem bis zu den einzelnen Organen und die dortige Diffusion in die Zellen und Mitochondrien, wiederum entsprechend dem unterschiedlichen, abnehmenden Sauerstoffpartialdruck.

In der Zelle selbst, so der oberflächliche Eindruck, würden zur Erzeugung von Energie (im Rahmen der ATP-Generierung) biochemische Reaktionen erfordert, wozu zwar ein anfänglicher Energieschub (aus dem Abbau von Nahrungsenergie) notwendig sei, in den späteren Schritten von Citratzyklus, Atmungskette und oxidativer Phosphorylierung jedoch ein Vielfaches der ursprünglich eingesetzten Energie gewonnen würde.

Unter der Annahme, dass der Transport von Sauerstoff von der Außenluft bis in die Mitochondrien und seine dortige Verwertung hochkomplexe Stoffwechselvorgänge darstellen, stellt sich die Frage, ob diese ganz ohne bzw. allein durch wenig energieverbrauchende physikalische bzw. chemische Gesetzmäßigkeiten erklärt werden können, oder ob hier – keineswegs unwahrscheinlich – nicht auch bestimmte chemische Reaktionen stattfinden, welche energieaufwändig sind und eine zumindest vorübergehende Aktivierung des im Grundzustand stoffwechselträgen Sauerstoffs bedingen.

Tatsache ist, dass der Sauerstoff der Einatem- wie der Ausatemluft (21 Vol% bzw. ca. 17 Vol% der Gesamtluft) in elektronenfader, neutraler, molekularer Form vorliegt. Im Körper selbst unterliegt er – so die moderne Erkenntnis – verschiedenen Prozessen, die ihn aktivieren, damit er als Elektronenakzeptor, -transporteur und Elektronendonator schnell in Funktion treten kann.

Da sich die meisten am Zellstoffwechsel beteiligten Substrate in einem aktivierten Zustand befinden, kann Sauerstoff mit ihnen so lange kaum reagieren, wie er selbst nicht aktiviert wird. Sauerstoff spielt mit seinen aktivierten Unterformen bei bis zu 6.000 Reaktionen pro Sekunde und Zelle im Stoffwechsel der meisten Pflanzen und Tiere eine zentrale biophysikalische und biochemische Rolle.

Die Problemzonen, bei denen eine chemische Reaktion des (zuvor aktivierten) Sauerstoffs wegen des Beschleunigungseffekts der anstehenden Stoffwechselprozesse zu diskutieren ist, stellen die Übergänge von den Alveolen in die Lungenkapillaren und weiter in die Erythrozyten sowie in der Peripherie von den Erythrozyten in die Kapillaren, von da ins Gewebe, in die Zelle und in die Mitochondrien dar. Auch die kontrollierte Reduktion des Sauerstoffs in den Mitochondrien unter Energiegewinnung, die zur ATP-Generierung verwendet wird, ist kaum ohne dessen Aktivierung vorstellbar.

Im Detail lassen sich somit sieben einzelne Schritte von dem Eintritt des Sauerstoffs in die Alveolen bis zu seiner kontrollierten Reduktion in den Mitochondrien unterscheiden, die eventuell seine Aktivierung voraussetzen:

1. Übergang Alveole/Lungenkapillare
2. Übergang Kapillare/Erythrozyt (zentral)
3. Übergang Erythrozyt/Kapillare (peripher)
4. Übergang Kapillare/Grundgewebe
5. Übergang Grundgewebe/Zelle
6. Übergang Zelle/Mitochondrien
7. Kontrollierte Reduktion in den Mitochondrien.

Ad 1: Übergang Alveole/Lungenkapillare

Der Übergang von Sauerstoff aus den Alveolen (Lungenbläschen) ins Blut ist einerseits abhängig vom Sauerstoffangebot der Einatemluft (einem hohen O_2-Druck, den man künstlich unter Einsatz entsprechender Geräte bei Bedarf zusätzlich erhöhen kann – beispielsweise als Sauerstoff-Mehrschritt-Therapie –, allerdings mit der Konsequenz, dass es dadurch infolge einer energetischen Schwächung der Atmungsketten-Enzyme zu einer schlechteren O_2-Utilisation kommt, im Endeffekt also nur unter gleichzeitiger Gabe von zusätzlichen Medikamenten ein zufriedenstellender positiver Effekt erzielt werden kann), andererseits von der Größe der Austauschfläche Alveolen/Lungenkapillaren (ca. 70 m^2) und der Lungendurchblutung. Wissenschaftliche Ergebnisse stimmen darin überein, dass dieser Übergang durch Diffusion des molekularen Sauerstoffs erfolgt, wobei die treibende Kraft die Druckdifferenz zwischen dem Sauerstoffpartialdruck in den Lungenalveolen und den Lungenkapillaren darstellt.

Beim Diffusionsprozess wird dem Enzym Carboanhydrase und dem Cytochrom P-450 eine wichtige Rolle zugeschrieben. Die Carboanhydrase führt danach zu einer Optimierung der Kontaktzeit zwischen Alveolarraum und Erythrozyten (ca. 0,3 sec) und bewirkt somit eine Verbesserung der Oxygenierung des sauerstoffarmen venösen Blutes in der Lunge. Dem Cytochrom P-450 wird eine Beteiligung als Trägermolekül beim Übergang des Sauerstoffs durch das Alveolarepithel und das Kapillarendothel zugesprochen.

Ad 2: Übergang Kapillare/Erythrozyt (zentral)

Erythrozyten haben weder einen Zellkern noch Mitochondrien oder andere Zellorganellen. Die Erythrozytenmembran stellt in ihren nicht mit Proteinen belegten Teilen eine reine Lipid-Doppelschicht dar und ist damit für molekularen Sauerstoff gut durchgängig. Sauerstoff wird in den Erythrozyten reversibel an Hämoglobin (ca. 250 Millionen Hb-Moleküle pro Erythrozyt; Transport von 4 O_2-Molekülen pro Hb-Molekül, d.h. 1 Milliarde O_2-Moleküle pro Erythrozyt) gebunden. Bei einem (normalen) pO_2 von 100 mmHg transportiert 1 l Blut physikalisch 3 ml O_2, durch die Vermittlung von Hämoglobin kommt es zu einer ca. 70-fachen Steigerung (200–210 ml/l Blut).

Die O_2-Anlagerung an Hämoglobin stellt keine energieaufwändige, chemische Bindung dar (es erfolgt keine Oxidation des Fe^{++}), sie folgt den Druckdifferenzen zwischen dem Sauerstoffpartialdruck in den Lungenkapillaren und den Erythrozyten, verdeutlicht durch die Sauerstoffbindungskurve. Die O_2-Affinität des Hämoglobins wird beeinflusst durch Temperatur, CO_2- und H^+-Ionen-Konzentration. Ein Abfall dieser Parameter, wie in der Lunge gegeben, führt zu einer Linksverschiebung der O_2-Bindungskurve, d.h. Sauerstoff wird bei gleichem Druck mehr aufgenommen und an Hämoglobin gebunden. Eine Abhängigkeit von der 2,3-Biphosphoglycerat-Konzentration (wie in der Peripherie) existiert in der Lunge nicht.

Ad 3: Übergang Erythrozyt/Kapillare (peripher) und Ad 4: Übergang Kapillare/Grundgewebe

Sowohl der Sauerstoffübergang von den Erythrozyten in das Plasma der peripheren Kapillaren als auch von dort in das periphere Grundgewebe kann hinreichend durch dieselben Mechanismen wie unter Punkt 1 und 2 beschrieben erklärt werden.

Ein (wesentlicher) Unterschied ist allerdings die größere Diffusionsstrecke in der Peripherie, verglichen mit den Verhältnissen in der Lunge (mehrere Zellschichten, die zu überwinden sind). Folgen sind ein radialer pO_2- (zunehmender Abstand der einzelnen Körperzellen von der Kapillare) und ein longitudinaler pO_2-Abfall (entlang der Gefäße von der Lunge bis zur Kapillare). Am Kapillarende muss der

Druck noch so hoch sein, dass er auch für das Erreichen von kapillarfernen Zellen ausreicht, um die oxidative Energiegewinnung in den Mitochondrien mit Hilfe der Cytochromoxidase zu gewährleisten.

Energieaufwändiger Schritte bedarf es dennoch in aller Regel nicht (der Transport richtet sich an physikalischen Gesetzen aus), obwohl zu diskutieren ist, ob durch eine verbesserte energetische Situation der Sauerstofftransport nicht doch aktiviert/beschleunigt/verbessert werden könnte, zumal unter Stress, bei Vorliegen von funktionellen Störungen und organischen Krankheiten sowie im Alter.

Die Sauerstoffbindungskurve zeigt ein umgekehrtes Verhalten wie in der Lunge. Der stoffwechselbedingte Anstieg von Gewebetemperatur, CO_2- und H^+-Ionen-Konzentration führen zu ihrer Rechtsverschiebung bzw. Affinitätsabnahme, d.h. bei gleichem Druck löst sich der Sauerstoff leichter vom Hämoglobin.

Das Enzym Carboanhydrase unterstützt diesen Vorgang entscheidend, indem sie das anfallende CO_2 stark beschleunigt (gegenüber Plasma um den Faktor 10^4) hydratisiert, wobei vermehrt H^+-Ionen frei werden und zu einer stärkeren Ionisation des Hämoglobins sowie zu einer pH-Erniedrigung führen, beides gleich bedeutsam für die Loslösung des Sauerstoffs vom Hämoglobin.

Eine Aktivierung der Cytochromoxidase durch die Carboanhydrase wird diskutiert, ist jedoch nicht allgemein anerkannt. Sie hätte eine Erhöhung der Sauerstoffverwertung zur Folge.

Die Sauerstoffbindungskurve wird zusätzlich zu Temperatur, CO_2 und pH auch durch den Gehalt an 2,3-Biphosphoglycerat (2,3-BPG) in den Erythrozyten entscheidend beeinflusst. Erythrozyten sind für den Antrieb ihrer Ionenpumpen zur Aufrechterhaltung des osmotischen Gleichgewichts und zur Strukturerhaltung der Membranproteine auf Energie (ATP) angewiesen, wobei ihnen als einzige Energiequelle Glukose zur Verfügung steht, welche anaerob verstoffwechselt wird. 2,3-BPG ist ein Enzym der anaeroben Glykolyse, welches in den Erythrozyten von Säugetieren in großen Mengen vorkommt (beim Menschen macht es etwa die Hälfte aller wasserlöslichen organischen Phosphatester aus). Es ist Teil des Phosphoglyceratzyklus, eines Nebenwegs der Glykolyse, und damit eine Energiereserve für die zusätzliche Bildung von ATP. Ihm kommt damit eine wesentliche regulatorische Bedeutung für die Funktion der Erythrozyten im Sauerstofftransport zu. Seine Bindung an Desoxyhämoglobin ist wesentlich stärker als an Oxyhämoglobin, sodass die Sauerstoffloslösung vom Hämoglobin in der Peripherie entscheidend erhöht wird.

Ad 5: Übergang Grundgewebe/Zelle und Ad 6: Übergang Zelle/Mitochondrien

Auch beim Übergang des Sauerstoffs vom Grundgewebe in die Zelle und dort in die Mitochondrien gelten im Prinzip dieselben Gesetzmäßigkeiten wie bei den Übergängen Alveole/Gefäß/Erythrozyt und Erythrozyt/Kapillare/Grundgewebe. Entscheidende Triebfeder ist der unterschiedliche Sauerstoffpartialdruck im Gewebe, den Zellen und den Mitochondrien.

Ad 7: Kontrollierte Reduktion in den Mitochondrien

Beim Abbau von Glukose und anderen organischen Betriebsstoffen aus der Nahrung werden Elektronen frei, die zu energieärmeren Reaktionspartnern verschoben (transportiert) werden, wobei die freiwerdende Energie zur Synthese von ATP dient. Die Abgabe von Elektronen wird als Oxidation, die Aufnahme von Elektronen als Reduktion bezeichnet. Oxidationsmittel (auch Elektronenakzeptoren) nehmen Elektronen auf und werden dabei selbst reduziert, Reduktionsmittel (auch Elektronendonatoren) geben Elektronen ab und werden dabei selbst oxidiert. Sauerstoff ist aufgrund seiner starken Elektronegativität ein ideales Oxidationsmittel.

Substrate mit vielen Wasserstoffatomen (Fette und Kohlenhydrate aus der Nahrung) stellen ideale Elektronendonatoren (Reduktionsmittel) dar, die nach entsprechender Aktivierung von ihrem höheren Energieniveau „bergab" zu den Sauerstoffatomen „fließen". Wasserstoff und Elektronen werden dabei auf Sauerstoff übertragen, die Elektronendonatoren oxidiert, dadurch chemisch gespeicherte Energie freigesetzt, womit die ATP-Synthese in Gang gesetzt wird.

Viele komplexe Zellstrukturen mit einem hohen Energiegehalt (Organe) dürfen auf gar keinen Fall abgebaut werden, weshalb eine Barriere eingebaut ist, die davor schützt. Um eine metabolische Aktion in Gang zu bringen, ist aufgrund dieses Schutzmechanismus entweder eine bestimmte Aktivierungsenergie zur Überwindung der Barriere oder deren Absenkung nötig. Ohne Barrieren-Überwindung würden Stoffwechselaktionen nur so langsam ablaufen, dass damit kein Leben aufrechterhalten werden könnte. Für physiologische Reaktionen wird diese Barriere mit Hilfe von spezifischen Enzymen überwunden, welche sie substratspezifisch und reaktionsspezifisch absenken.

Nach Übergang des Sauerstoffs in die Zelle kann die Oxidation von Fetten und Kohlenhydraten beginnen. In einem ersten Schritt (Glykolyse) wird die Glukose zunächst in einer Investitionsphase energieaufwändig zu zwei Zuckern mit je drei Kohlenstoffatomen (Dihydroxyacetonphosphat und Glycerinaldehyd-3-phosphat) abgebaut, um dann in einer (ersten) Energiegewinnungsphase zum Pyruvat (Brenztraubensäure) metabolisiert zu werden. Am Anfang dieser zweiten Phase bewirkt das Enzym Triosephosphatdehydrogenase eine Übertragung von Elektronen und H^+ von den Triosen auf NAD^+, wobei dieses zu NADH oxidiert wird. Dadurch wird viel Energie frei, die zunächst durch Ankopplung von zwei Phosphatgruppen gespeichert wird, um dann wieder bei langsamem Abbau die Synthese von ATP zu ermöglichen.

Der weitere Abbau verlagert sich vom Cytosol der Zellen in die Mitochondrien (Citratzyklus und Atmungskette mit oxidativer Phosphorylierung).

Der Citratzyklus bringt die Oxidation organischer Moleküle aus der Nahrung, die mit der Freisetzung von Energie gekoppelt ist, zu Ende. Während die Glykolyse ohne Sauerstoff abläuft (sollte allerdings Sauerstoff vorhanden sein, kann das gebildete NADH zur Bildung des Energieträgers ATP verwendet werden), ist zur Einschleusung von Pyruvat in die Mitochondrien Sauerstoff notwendig, ohne Sauerstoff würde die anaerobe Energiegewinnung beginnen. Verschiedene Enzyme katalysieren in acht Schritten den Abbau zum Oxalacetat, welches mit aus dem Pyruvat gebildeten Acetyl-CoA reagiert, womit der Kreis (Citratzyklus) geschlossen wird. Die Energie, welche durch die enzymatisch gesteuerte Oxidation in Form der Abgabe von Elektronen und H^+ frei wird, wird größtenteils durch die Bildung von NADH aus NAD^+ gespeichert und kann in der Atmungskette zum Aufbau von ATP verwendet werden.

In der Atmungskette (vier Enzymkomplexe, lokalisiert in der inneren Membran der Mitochondrien) werden die in der Glykolyse und dem Citratzyklus freigesetzten und im NADH zwischengelagerten Elektronen von Komplex zu Komplex weitergereicht, wobei deren prosthetische Gruppen abwechselnd reduziert und oxidiert werden (Elektronentransportkette). Dabei werden Protonen aus der Mitochondrienmatrix in den Intermembranraum gepumpt (protonenmotorische Kraft). Vom dritten zum vierten Komplex überträgt das Cytochrom c (Cyt c) die Elektronen. Der vierte Enzymkomplex (die Cytochromoxidase) oxidiert das Cyt c (Überbringer der Elektronen aus Komplex III) und überträgt diese Elektronen mit Hilfe des Cytochrom a_3 auf molekularen Sauerstoff, der zusätzlich aus der Umgebung noch zwei (dort vorhandene) Protonen aufnimmt und dadurch die Bildung von Wasser ohne toxische Nebenwirkungen induziert.

Die Atmungskette reduziert zwar keine einzelnen Sauerstoffatome, sondern O_2, d.h. molekularen Sauerstoff. Dennoch scheint aktivierter Sauerstoff Einfluss auf diese Vorgänge zu nehmen, indem die Cytochromoxidase aktiviert wird, wie später zu erläutern ist.

Die Atmungskette selbst synthetisiert kein ATP, das passiert durch die oxidative Phosphorylierung über den Enzymkomplex ATP-Synthase (ebenfalls in der inneren Mitochondrienmembran lokalisiert). Sie produziert letztlich ATP aus ADP, indem sie die Energie des in der Atmungskette aufgebauten H^+-Gradienten nutzt (Chemiosmose). Die Chemiosmose stellt damit einen Mechanismus zur Energiekopplung dar, d.h. einen Antrieb für zelluläre Arbeiten (ATP-Bildung) durch membrangespeicherte Energie (H^+-Gradient, zusammen mit dem Membranpotential auch als protonenmotorische Kraft bezeichnet).

Membrandurchlässe (Ionenkanäle, Membrankanäle) im Allgemeinen spielen im biodynamischen Zellprozess eine entscheidende Rolle, indem sie mit Hilfe spezifischer Enzyme „nur" bestimmte Ionen in einem bestimmten Ausmaß passieren lassen. Im Falle der H^+-Ionen werden sie allein durch die ATP-Synthase reguliert. Sie bewirkt, dass H^+ durch die Membran entgegen dem Konzentrationsgefälle zurück „fließt" und dadurch der H^+-Gradient zwischen den Räumen vor und hinter der

Membran aufrechterhalten wird. Durch Schadstoffe, bei Hypoxie, durch Stress und bei Übersäuerung des Grundgewebes kann die Stromrichtung in den Membrankanälen verändert werden, mit Auswirkung auf das Energiepotential, damit die Morphologie und Funktion der Zelle.

Während des aeroben Abbaus der Nahrungskalorien (unter Anwesenheit von Sauerstoff) werden 686 Kcal pro Mol Glukose frei, die zur Bildung von 38 Mol ATP reichen (Wirkungsgrad ca. 40 Prozent). Der Rest der freigesetzten Energie geht als Wärme verloren. Im Gegensatz dazu werden bei der anaeroben Energiegewinnung lediglich 50 Kcal pro Mol Glukose freigesetzt, die zum Aufbau von 2 Mol ATP ausreichen.

5. Wasser – das biologische Element schlechthin

Ohne Wasser kein Leben! Drei Viertel der Erdoberfläche sind von Wasser bedeckt, sein ubiquitäres Vorkommen ist eine der Grundvoraussetzungen für die Bewohnbarkeit der Erde. Die Ursprünge allen Lebens liegen im Wasser, alle lebenden Organismen bestehen hauptsächlich aus Wasser (Mensch: 60–75 Prozent, je nach Lebensalter, Geschlecht und Fettgehalt). Der Wassergehalt der einzelnen Organe macht 10 (Fettgewebe) bis 83 Prozent (Blut) aus; Herz, Lungen, Muskulatur und Gehirn liegen dazwischen.

Wasser ist an allen biologischen Vorgängen der Natur beteiligt. Der größte Teil aller Stoffwechselreaktionen findet in wässrigen Lösungen statt. Als Lösungsmittel transportiert es Nähr- und Mineralstoffe, Eiweißkörper, Hormone und andere niedermolekulare Verbindungen. Die Strukturkomponenten des Körpers werden durch Wasser stabilisiert. Es verleiht den einzelnen Organen einerseits Form und Festigkeit, andererseits Elastizität. Wasser ist das Medium, in welchem die aus den Nährstoffen freigesetzte Energie transportiert und (teilweise) gespeichert wird.

Wasser reguliert und stabilisiert alle mit der Energieerzeugung verbundenen Vorgänge in den Zellen, einschließlich Atmungskette und ATP-Synthese. Zuständig ist es auch für die Funktionserhaltung der Ionenkanäle in den Zellen. Wasser fungiert als zentrales bioaktives Medium für die Signal-, Informations- und Energieübertragung. Elektromagnetische Informationen kann es über längere Zeit speichern und bei Bedarf an andere Wassermoleküle bzw. auch andere Moleküle weitergeben.

Wasser ist in Abhängigkeit von seinem Energiestatus photonenaktiv. Bei Sonnenexposition kann es Photonen bzw. Lichtquanten aufnehmen und gegebenenfalls speichern (Gedächtnisfunktion).

Grundlage dieser lebensspendenden wie lebenserhaltenden Funktionen ist die besondere Struktur von Wassermolekülen. Das einzelne Wassermolekül besteht aus zwei Wasserstoffatomen, welche über kovalente Einfachbindungen asymmetrisch an ein Sauerstoffatom gebunden sind. Grund für die elektromagnetische Asymmetrie ist die spezifische Verteilung der Elektronen, die vom elektronegativeren Sauerstoff stärker als von den Wasserstoffatomen angezogen werden. Man spricht vom Dipolcharakter des Wassermoleküls (V-Form, Winkel 104,5°), wodurch Wasser einzigartige biophysikalische Eigenschaften entwickelt, konkret ein hochpotentielles Profil von Materie und Energie.

Diese besondere Eigenart von Wasser (Dipol) bewirkt die Bildung von Wasserstoffbrücken (die unterschiedlichen Elektroladungen von Wasserstoffatomen und Sauerstoffatomen ziehen jeweils anders geladene Atome an). Wasserstoffbrücken verbinden einzelne Wassermoleküle miteinander, jeweils ein Wassermolekül vier andere.

Damit entsteht ein unregelmäßiges Netzwerk (Syncytium) von über Wasserstoffbrücken gebundenen Wassermolekülen, wobei – unter energetisch günstigen Bedingungen – ein dauernder Aufbau, Abbau und Umbau von großen Aggregaten (Clustern) stattfindet (Lebensdauer einer Wasserstoffbrückenbildung ca. 10^{-11}sec). Über diese Clusterbildung werden Wassermoleküle befähigt, miteinander zu kommunizieren, zu signalisieren, zu kooperieren, zu informieren, zu agieren, zu reagieren.

Über Wasserstoffbrücken energetisiertes Wasser bedeutet einen Zuwachs an kinetischer Energie, ein erhöhtes Energiepotential, die Fähigkeit wichtige Bioreaktionen des Körpers (vegetatives Nervensystem, Säure-Basen-Status) auf subatomarer, atomarer, molekularer, zellulärer und letztlich organischer Ebene zu regulieren („Gesundheit“).

Die hohe Reaktionsfähigkeit von Wasser aufgrund der Wasserstoffbrücken ist die Grundlage für die Modifizierung der Eigenschaften von Makromolekülen (Nukleinsäuren, Proteine, Kohlenhydrate), für die Selbstorganisation biologischer Strukturen (Faltung von Nukleinsäuren und Proteinen, Bildung von Quartärstrukturen), für die Ermöglichung zahlreicher biologischer Reaktionen (Spaltung, Bindung, Hydrolyse, Kondensation) und für die Gewährleistung einer konstanten Homöostase trotz ständiger Änderungen des äußeren Milieus.

Krankheit, Befindensstörungen, Stress bedeuten im Gegensatz dazu ein energetisches Ungleichgewicht, ein Energiedefizit auf zellulärer Ebene, insbesondere der Zellmembranen und damit funktionelle und/oder morphologische Störungen, Folge der geschädigten Clusterstruktur des Wassers.

6. Reaktive Sauerstoffspezies (ROS)

Während der Jahrmillionen dauernden Phylogenese organischen Lebens war gleichermaßen die Herausbildung notwendiger Mechanismen für die Produktion „aktiven" Sauerstoffs (reaktiver Sauerstoffspezies, ROS) wie auch effektiver Gegenmaßnahmen zu dessen Inaktivierung (Antioxidantien, Scavenger) gefordert. Die Evolution hat dieses Problem optimal gelöst, Voraussetzung der lebensnotwendigen Homöostase trotz des sich ständig ändernden „inneren" und „äußeren" Milieus.

Molekularer Sauerstoff (Di-Sauerstoff, Triplett-Sauerstoff, Grundform, $^3O_2$) oxidiert theoretisch andere Substanzen, indem er als potentieller Elektronenakzeptor Elektronen von diesen übernimmt und dabei selbst reduziert wird, eine der wesentlichen Voraussetzungen für die Evolution eukaryotischen Lebens (alle „höheren" Organismen).

Diese Reaktion läuft unter normalen Bedingungen allerdings sehr träge ab, aufgrund der chemisch-physikalischen Eigenschaften von molekularem Sauerstoff, konkret der von der eigenen Position und ihrer Konstellation zu anderen Elektronen abhängigen Reaktivität. Maßgebend für eine hohe bzw. niedrige Reaktionsfreudigkeit von Sauerstoff sind die Spinrichtung (antiparallel), der magnetische Zustand (negative Ladung), der energetische Zustand (zusätzliches Elektron), das Photonenspektrum und die Polarität.

In seiner Grundform ist das Sauerstoffmolekül ein Biradikal mit zwei ungepaarten (auch „einsamen") Elektronen, parallel ausgerichtet in zwei verschiedenen π^*-Orbitalen (pi^{stern}), was ein „Spinverbot" (Reaktionsunfähigkeit) gegenüber bioorganischen Atomen oder Molekülen bedeutet. Molekularer Sauerstoff ist damit kaum zu Interaktionen mit anderen Atomen oder Molekülen fähig.

Um den im Grundzustand trägen Sauerstoff zu aktivieren, muss sich entweder die Elektronenzahl oder die Elektronenkonfiguration der reagierenden Elektronen in dem/den π^*-Orbital(en) ändern.

Ungepaarte (einsame) Elektronen können durch die Absorption von Photonen oder die Aufnahme eines zusätzlichen Elektrons aus der Umgebung (soweit vorhanden) die Reaktionsfreudigkeit erhöhen. Bei „verbotenem" (parallelem) Spin muss dieser „verbotene" Zustand zunächst aufgehoben werden. Beide Schritte erfordern anfangs Energie.

In der Natur erfolgt dies beispielsweise durch Sonnenlicht (UV-Licht) bei gleichzeitigem Vorhandensein eines Photosensibilisators, der das Licht einer bestimmten Wellenlänge (253,7 nm) absorbiert und die Energie anschließend strahlungslos auf die zur Reaktion zu bringenden Atome oder Moleküle überträgt, wobei Singulett-Sauerstoff ($^1O_2$) entsteht. Wenn allerdings der erste Schritt vollzogen ist, verlaufen alle weiteren Reaktionen exergonisch, d.h. spontan und ohne weiteren Energie-Input.

Unter biologischen Bedingungen erfolgt eine Aktivierung von Sauerstoff in Mitochondrien, Peroxisomen, mikrosomalen Membranen und zytoplasmatischen Enzymen aller Zellen, schwerpunktmäßig in polymorphkernigen Leukozyten (Granulozyten), in Monozyten, Endothelzellen der Blutgefäße und in Leberzellen. Auch Naturereignisse können eine Sauerstoffaktivierung auslösen (UV-Licht, radioaktive Strahlung, Blitz, Wasserfall).

Zum Start der O_2-Energetisierung sind äußere Energie, Biokatalysatoren und/oder geeignete Reaktionspartner (Elektronendonatoren) notwendig, sie kann als physikalische (UV-Strahlung) oder chemische Reaktion (Oxidation bzw. Reduktion) erfolgen.

Die physikalische Energetisierung nimmt auf die Elektronenzahl keinen Einfluss, sondern verändert den Spin von parallel zu antiparallel, wobei energiereicherer Singulett-Sauerstoff ($^1O_2$) entsteht. Diese biologisch bedeutsame Reaktion erfolgt als photochemische Anregung von molekularem Sauerstoff durch die Absorption elektromagnetischer Wellen aus dem UV-Spektrum, ist damit lichtabhängig, farbstoffkatalysiert und verbraucht 22 Kcal/Mol. Singulett-Sauerstoff ist um diesen Betrag energiereicher als molekularer Sauerstoff und unter atmosphärischen

Bedingungen ca. 10^{-4} Sekunden lang stabil, bevor er in den Grundzustand zurückfällt, wobei die freigesetzte Energie als Emission (Photonen) erscheint, der antiparallele Spin wieder aufgehoben ist.

Bei der chemischen Aktivierung (ca. 2–5 % der Umgebungsluft) entsteht durch die Reduktion des Sauerstoffsmoleküls über die Aufnahme eines zusätzlichen Elektrons das Radikal Superoxid (O_2^-) (beispielsweise als eine Ein-Elektronen-Reduktion von in allen Mitochondrien präsentem Ubisemichinon mit Hilfe des katalysierenden Enzyms Xanthinoxidase, wobei Xanthin als Elektronendonator fungiert).

Das Superoxid-Anion (O_2^-) reagiert oxidierend mit Struktur- und Enzymproteinen, reduzierend mit der oxidierten Form des Cytochrom c (Cyt c) und oxidiert SH-Gruppen. Folgeprodukte sind Wasserstoffperoxid (H_2O_2), Hydroxylradikal ($HO^·$) und Singulett-Sauerstoff ($^1O_{2,}$ $^1\Delta g$). Im Endeffekt wird dabei vor allem das sehr reaktive Hydroxyperoxylradikal (HO_2) gebildet, welches auf zahlreiche bioorganische Moleküle destruktiv einwirkt (Aminosäuren, Peptide, Proteine, Lipide, Phospholipide, ungesättigte Fettsäuren, Cholesterin, Kohlenhydrate, Aminozucker, DNA-/RNA-Moleküle).

Andere Enzyme (beispielsweise Aminosäure- oder Glukose-Oxidasen) katalysieren insbesondere den Zwei-Elektronen-Übergang auf Sauerstoff, wobei Wasserstoffperoxid entsteht (H_2O_2). Intrazellulär ist H_2O_2 die am häufigsten verbreitete aktivierte Sauerstoffspezies (ROS). Es zeigt eine starke substanzeigene Toxizität. Auf unterschiedlichen Wegen kann es zur Bildung des Hydroxylradikals ($HO^·$) beitragen (durch Reaktion mit dem Superoxid-Anion, mit zweiwertigem Eisen, durch Radiolyse von Wasser und infolge Reduktion durch Semichinone). Abgebaut wird es über Katalasen bzw. Peroxidasen. Aber auch umgekehrt kann Superoxid (O_2^-) durch Dismutation (Oxidoreduktion) zu Triplett-Sauerstoff und Wasserstoffperoxid (H_2O_2) überführt werden. Spontan laufen diese Schritte sehr langsam ab (bei einem pH von 7,0 mit einer Rate von 2x 10^5 pro M x sec), die enzymkatalysierte Reaktion kann sie bis zum 10.000-fachen beschleunigen.

So können Leberzellen im Rahmen ihrer Entgiftungsaufgaben bis zu 500 H_2O_2-Moleküle pro Sekunde und Zelle auf- bzw. abbauen. Bei 300 Milliarden Leberzellen entspricht dies einer Produktion bzw. Destruktion von ca. 1.500 Milliarden H_2O_2-Molekülen/sec. Die H_2O_2- Bildung verbraucht etwa 15 Prozent des gesamten arteriellen Sauerstoffzustroms in die Leber (etwa 75 ml O_2/min), bei einer Durchblutung von ca. 1.500 ml/min bedeutet dies etwa 10–15 ml O_2/min. Im Rahmen einer toxischen Leberbelastung kann dieser Anteil bis auf 50 Prozent ansteigen (ca. 30–50 ml O_2/min).

Zusammenfassend entstehen bei der chemischen Sauerstoffaktivierung ganz unterschiedliche Sauerstoffspezies mit sehr unterschiedlicher Reaktivität bzw. Aggressivität (Superoxid-Anion O_2^-; Wasserstoffperoxid H_2O_2; Hydroxyperoxylradikal HO_2; Hydroxylradikal $HO^\cdot$), während bei der physikalischen Sauerstoffaktivierung vor allem die Bildung von Singulett-Sauerstoff ($^1O_2$) resultiert.

Typisch für „Radikale“ ist das weitere Verhalten nach der anfänglichen energieabhängigen Aktivierung. Radikale (Atome, Moleküle oder Verbindungen mit einem oder mehreren ungepaarten Elektronen) sind in der Lage, ein Elektron aus anderen Molekülen zu übernehmen und über die Bildung von weiteren freien Radikalen spontan und ohne weiteren Energie-Input eine Kettenreaktion auszulösen.

Reaktive Sauerstoffspezies (ROS) spielen einerseits bei vielen biologischen Reaktionen eine entscheidende Rolle, ohne ihre allgegenwärtige Präsenz wäre kein Leben möglich. Andererseits kann ihr Einfluss auch zu schweren Zellschäden führen und lebensbedrohliche Krankheiten hervorrufen (Krebs, Athero- und Arteriosklerose, M. Alzheimer, Zirrhose, Arthrose, COPD). ROS entstehen ständig im intermediären Stoffwechsel, zusätzlich werden sie mit der Nahrung und der Atemluft zugeführt (im Gebirge 10^7–10^8 Moleküle Singulett-Sauerstoff pro Liter Luft; pro Atemzug unter Normalbedingungen ca. 0,5 x 10^7 Radikale).

Im menschlichen Organismus (ca. 70 kg) werden täglich zwischen 40 und 70 kg ATP (Adenosintriphosphat) in den Mitochondrien der einzelnen Zellen auf- bzw. abgebaut (Mitochondriengehalt der Leber: 2.500–5.000 pro Zelle, von Nervenzellen: 4.000–5.000, von Fettzellen: unter 50), notwendig für ca. 100.000 biochemische Reaktionen pro Zelle und Sekunde. Dafür werden in 70 Jahren etwa 17 Tonnen Sauerstoff über die Atmung benötigt, wobei etwa eine Tonne (ca. 6 Prozent) im Stoffwechsel (vorübergehend) in reaktive Sauerstoffspezies (ROS) umgewandelt wird.

Sie bewirken pro Tag und Individuum ca. 10^{17}–10^{18} oxidative DNA-Schäden (Desoxyribonukleinsäure, Erbsubstanz), welche durch antiradikalische Schutzmaßnahmen zu verhindern bzw. zu reparieren sind.

Im intermediären Stoffwechsel entstehen ständig ROS. Wenngleich Sauerstoff die Basis für hochkomplexe Lebensformen darstellt, indem er durch die Aufnahme von Elektronen (Reduktion) über die Produktion von energiereichen, reaktionsfreudigen Radikalen im Zwischenstoffwechsel zu seiner vollständigen Reduktion (energiearmes Wasser) führt unter Bildung von ATP, kann er doch hochgefährlich werden, wenn die reaktiven Sauerstoffspezies (ROS) nicht weiter reduziert werden. Gemeint sind einerseits die „freien Radikale“ Superoxid-Anion (O_2^-), das Hydroxyperoxylradikal HO_2 und das hochreaktive Hydroxylradikal ($HO^·$), andererseits das „stabile molekulare Oxidans“ Wasserstoffperoxid (H_2O_2) und das „angeregte Sauerstoffmolekül“ Singulett-Sauerstoff ($^1O_2$). Hauptangriffspunkt von reaktiven Sauerstoffspezies (ROS) stellen Zellmembranen, insbesondere deren Lipidanteil, Nukleinsäuren, Proteine, Ionenkanäle, Regulationspumpen und Membranrezeptoren dar. Besonders anfällig gegen Radikaleneinwirkungen sind ungesättigte Fettsäuren, wobei Peroxide entstehen (Zusammenhang mit LDL-Oxidation, Schaumzellen, atherosklerotischen Plaques).

Als Resultat eines Überhandnehmens von ROS imponieren eine insuffiziente Energiegewinnung, ein gestörter Elektronenstrom, eine Störung der mitochondrialen Atmungskette und oxidativen Phosphorylierung, eine gestörte Informations- und Signalübertragung (Gehirn: Beeinträchtigung der synaptischen Plastizität und der Gedächtnisbildung) sowie eine Störung der zellulären Kommunikation, letztendlich und zusammenfassend Funktionsstörungen, Krankheiten, Siechtum bis zum Tod.

Zum Schutz davor wurden im Laufe der Evolution Strategien entwickelt, trotz der permanenten Bildung aggressiver Radikale zu überleben. Sie bestehen in der körpereigenen Produktion von Antioxidantien bzw. deren Zufuhr über die Ernährung. Dazu gehören bestimmte nichtenzymatische Reaktanden (Vit. A, Vit. C, Vit. E, Glutathion, Coenzym Q10, Ubichinon, Liponsäure, Bilirubin, Harnsäure, sekundäre Pflanzenstoffe) und Enzyme (Superoxid-Dismutase, Katalasen, Peroxidasen).

Auch mäßige körperliche Ertüchtigung (moderate aerobe Ausdauerbelastung) scheint zur Erhöhung der antioxidativen Kapazität zu führen.

Ein Missverhältnis zwischen dem Auftreten von reaktiven Sauerstoffspezies, freien Radikalen, Radikalenkettenreaktionen und den antioxidativen sowie antiradikalischen Schutzmaßnahmen wird auch als oxidativer Stress bezeichnet. Ursachen können Nikotinabusus, Alkohol, ionisierende Strahlungen (UV-Strahlung, Handy, Fernseher, Computerbildschirm) sein. Erst vor kurzem wurde bekannt, dass neben Gehirn, Herz-Kreislauf, Lungen, Pankreas und Leber auch das Immunsystem äußerst empfindlich auf oxidativen Stress reagiert, insbesondere die Monozyten, die aufgrund ihrer Phagozytose-Fähigkeiten wichtig für die mikrobizide Potenz des Organismus sind (Kupffer-Zellen in der Leber, Alveolarmakrophagen, Langerhans-Zellen der Haut sowie Mikroglia-Zellen im Gehirn) und, bei Überproduktion und im Kontext mit hohen LDL-Konzentrationen, aktiv in den Atherosklerose-Prozess eingreifen.

Während bei der chemischen Sauerstoffaktivierung aggressive Radikale frei werden, resultiert bei der physikalischen Sauerstoff-Energetisierung mit der Bildung von Singulett-Sauerstoff ($^1O_2$) eine wesentlich weniger aggressive Form (biologisch relevanter, angeregter Zustand, kein freies Radikal). Im Prinzip handelt es sich um zwei Formen, die beide deutlich stärker energetisiert sind als der molekulare Sauerstoff im Grundzustand.

Die stabilere Form wird im eigentlichen Sinne Singulett-Sauerstoff genannt ($^1O_{2,}$ $^1\Delta g$). Die zweite Form ($^1O_{2,}$ $^1\Sigma g$) ist zwar energiereicher, fällt jedoch schnell in den $^1\Delta g$-Zustand unter Abgabe von Energie zurück.

Sauerstoff in seiner stabileren aktivierten Form ($^1O_{2,}$ $^1\Delta g$) weist eine relativ hohe Reaktivität auf, insbesondere reagiert er mit Doppelbindungssystemen im Organismus wie mehrfach ungesättigten Fettsäuren (PUFA), Aminosäuren, den Vitaminen E, C und A, Harnsäure, Nicotinsäureamid-adenin-dinucleotid (NADPH) und Glutathionsulfhydril (G-SH). Alle ADP-/ATP-abhängigen Prozesse werden durch ihn in Gang gesetzt und unterhalten, nur über sein Mitwirken ist eine optimale zelluläre Sauerstoffutilisation gewährleistet.

Als intrazelluläres Signalmolekül steuert er die Organdurchblutung in der Makro- und (vor allem) in der Mikrozirkulation (Regulation des basalen Gefäßtonus). Bei verstärkter Bildung kommt es zum Wachstum glatter Gefäßmuskelzellen, zur Zunahme des Gefäßtonus, zu vermehrten entzündlichen Reaktionen mit den Folgen eines vaskulären Umbaus und einer endothelialen Dysfunktion.

Seine Bildung kann auf unterschiedliche Weise erfolgen, entweder photochemisch (durch Absorption von UV-Licht der Wellenlänge 253,7 nm) aus Triplett-Sauerstoff (zwar nicht direkt, aber über den Umweg der gleichzeitigen Bestrahlung mit Photonen und Kollision zweier Moleküle bzw. mit Hilfe geeigneter Farbstoffe, welcher Weg in der Natur fast ausschließlich eingeschlagen wird) oder chemisch aus Peroxiden.

So enthält die atmosphärische Luft in großen Höhen (sauerstoff- und UV-reiche Bergluft) pro Liter ca. 10^7–10^8 Moleküle Singulett-Sauerstoff. Bei nachlassender Produktion von Beta-Carotin (1 Mol inaktiviert 1.000 Mole Superoxid-Anion O_2^-) in Laubbäumen zur Herbstzeit fehlt dessen antioxidative Schutzfunktion gegen die ROS-Wirkung, insbesondere die von Singulett-Sauerstoff, in den Chloroplasten, das Chlorophyll wird zerstört, es kommt zur Herbstfärbung.

Als Stoffwechselzwischenprodukt spielt Singulett-Sauerstoff beim Abbau von Lipidhydroperoxiden (primäre Oxidationsprodukte ungesättigter Fettsäuren und Fettsäureester, Zwischenstufen bei der Biosynthese von Leukotrienen – Schlüsselsubstanz bei Entzündungsprozessen), bei der Reduktion von Prostaglandin G_2 zu Prostaglandin H_2 (vasokonstringierender Faktor), bei der Myeloperoxidase-Reaktion in Phagozyten (Abwehrfunktion von Mikroben), bei der spontanen Dismutation von Superoxid (O_2^-; sehr reaktionsfreudig, beteiligt bei der Lipidperoxidation), bei der Bildung von Hydroxylradikalen ($HO^·$) aus Superoxid (O_2^-) und Wasserstoffperoxid (H_2O_2) (sehr aggressiv; ubiquitäre Schädigung von Kohlenhydraten, Nukleinsäuren, Lipiden und Aminosäuren), bei der Zersetzung von aromatischen Endoperoxiden (Autoxidation von Chinonen und Phenolen) sowie bei der Reaktion von Ozon mit Biomolekülen (Reizwirkung auf Augen und Atemtrakt, Lungenödem, Lipidperoxidation) eine entscheidende Rolle.

7. Photonen – Medium des Energietransfers

Sobald einem Elektron Energie von außen (kinetische Energie oder Photonenenergie) zugeführt wird, gerät es in Schwingungen. Egalisiert oder übersteigt diese zusätzliche Energie die energetische Differenz zum nächst höheren Orbital, springt das Elektron von seinem Grundzustand (der Umlaufbahn mit der niedrigsten Energie, wo es sich unter normalen Bedingungen aufhält) auf eine höhere energiereichere Umlaufbahn, wodurch das Atom bzw. Molekül in einen „angeregten" Zustand gerät (Quantensprung).

Springt das „angeregte" Elektron zum Ausgangsorbital zurück, sendet es die dabei frei werdende Energie als Lichtquant aus (Photonen-Lichtquant oder Elektronenenergie). Die Frequenz der bei der Rückkehr zur Ausgangslage abgegebenen Energie (Strahlung), d.h. beim sichtbaren Licht die Farbe, hängt davon ab, von welchem Orbital es zu welchem Orbital zurückspringt.

Im Falle von Sauerstoff bedeutet dies konkret: Im Grundzustand (als Triplett-Sauerstoff, $^3O_2$) liegen 2 gepaarte Elektronen (e^-) im p* (pi^{stern})-Niveau vor, der Spinzustand (Spin = Eigendrehimpuls) ist parallel. Die Spinerhaltung erfolgt über die Emission eines Photons und die beiden bindenden Elektronen. Sauerstoff im Grundzustand ist „träge".

Sauerstoff in seiner aktivierten Form (Singulett-Sauerstoff, $^1O_2$, $^1\Delta g$) verfügt über 2 ungepaarte Elektronen (e^-) im p*-Niveau, bewirkt durch die Aufnahme von externer Energie und Überführung eines Elektrons auf ein energiereicheres Orbital. Der Spin der beiden bindenden Elektronen ist antiparallel, der Drehimpuls-Erhaltungssatz erfüllt. Singulett-Sauerstoff ist reaktionsfreudig.

Beim Übergang vom Singulett-Sauerstoff zum Triplett-Sauerstoff (Rückfall in den Grundzustand) kommt es zu einer Spin-Änderung der beiden p*-Elektronen, verbunden mit der Rückkehr eines Elektrons vom energiereicheren auf das energieärmere Ausgangsorbital. Dies wirkt sich in einer Energieabgabe in Form von Fluoreszenz, Wärme oder Elektronentransfer aus.

Zunehmend setzt sich die Erkenntnis durch, dass höheres Leben weniger direkt vom Sauerstoff selbst abhängt, sondern vor allem auf dessen (unter bestimmten Bedingungen) leichten Änderung seiner Elektronenzustände angewiesen ist. Die Bedingungen sind über die Anwesenheit von Sonnenlicht und bestimmten Sensibilisatoren gegeben, sodass Photonen und weiter elektromagnetische Wellen entstehen, welche in den Zellen zu einer Steigerung des Stoffwechsels führen (Aufbau von Nährstoffen in grünen Pflanzen mit Hilfe von Chlorophyll; Abbau dieser Nährstoffe in der mitochondrialen Atmung zu ATP). Im Extremfall (zu hohes Angebot an Energie) könnte ein insgesamt destruktiver Prozess in Gang gesetzt werden, der durch körpereigene Antioxidantien und Scavenger-Systeme unterbunden wird.

Das energetische Niveau von Sauerstoff erweist sich als abhängig vom Schwingungszustand der Sauerstoffatome, welche durch die Bindungslänge des Sauerstoffs, d.h. des Abstands der Sauerstoffatome voneinander, festgelegt ist. „Aktivierte" Stufen (durch den vorübergehenden Sprung eines Elektrons auf ein höheres Orbital) haben auch eine größere Bindungslänge.

Die Photonenfreisetzung beim Übergang von höheren zu niedrigeren Niveaus (Orbitalen) wird als maßgebliche Energiequelle für intra- wie interzelluläre Informationen, Kommunikationen und Regulationen aller biologischen Strukturen angesehen. Die Protonenkohärenz bzw. ein Protonenchaos des intra- und interzellulären Raums stellt danach das wichtigste Biosignal lebender Organismen dar. Gesundheit würde dementsprechend eine kohärente geordnete harmonische Schwingung voraussetzen, bei Krankheit läge eine chaotische inkohärente Schwingung vor.

Unter normalen atmosphärischen Bedingungen enthält 1 cm^3 Luft ca. 2,6 x 10^{19} Sauerstoffatome, von denen der allergrößte Anteil als „träger" Triplett-Sauerstoff ($^3O_2$, Grundzustand), umgekehrt lediglich ein verschwindend kleiner Anteil als Singulett-Sauerstoff ($^1O_2$, $^1\Delta g$) vorliegt. Mit jedem Atemzug gelangen unter Normalbedingungen etwa 0,5 x 10^7 Radikale (der größte Teil davon als Singulett-Sauerstoff $^1O_2$) in den Körper. Obwohl der Anteil an „aktiviertem" Sauerstoff klein ist, reicht er in der Regel aus, um eine Änderung des elektromagnetischen Feldes beim spontan erfolgenden Rückfall von seinen energiehöheren zu energieniedrigeren Stufen durch die Spindrehung und die Freisetzung von Photonen zu bewirken. Dabei kann 1 Photon in bis zu 10.000 Molekülen Radikalenreaktionen auslösen, welcher Vorgang ca. 5.000-mal abläuft, bevor er durch das Scavenger-System gestoppt wird.

Im Körper verbreiten sich Photonen nahezu verlustfrei über größere Distanzen. Diese ubiquitäre Ausbreitung verläuft einerseits direkt über viele Tausende von Zellen hinweg (beispielsweise beim Auftreffen auf Haut oder Schleimhäute oder nach Ankunft über das Gefäßsystem in der Peripherie), andererseits mit noch höherer Effektivität (hinsichtlich Geschwindigkeit und Entfernung) über den Transfer der Photonenenergie auf Wasser durch die Bildung von Wasserstoffbrücken, so die derzeitige Vermutung. Studien dazu stehen bisher aus.

Die Hypothese geht dahin, dass die Elektronen der Wasserstoffatome im Wassermolekül durch die Absorption von Photonen aktiviert werden, dadurch in verstärkte Schwingungen geraten und sich vermehrt bewegen, sodass sich ständig ändernde Nachbarschaftsverhältnisse positiver und negativer Ladungen ergeben. Grundlage für die Bildung von Wasserstoffbrücken sind die polaren Bindungen von Sauerstoff und Wasserstoff im Wassermolekül. Der elektronegativere Sauerstoff zieht die gemeinsamen Elektronen der kovalenten Bindung an sich, wobei diese ungleichmäßige Elektronenverteilung dem Sauerstoff eine leicht negative Partialladung, dem Wasserstoff eine leicht positive Partialladung verleiht.

Während die Atome innerhalb von Molekülen in der Regel über starke kovalente Bindungen zusammengehalten werden, ist der Zusammenhalt zwischen den Molekülen meist durch schwache Bindungen gewährleistet. Ihr Vorteil besteht darin, dass aufgrund dieser schwachen Bindungen der Kontakt zwischen den einzelnen Molekülen kurz gehalten werden kann, sodass sich ständig neue Formationen ergeben, Voraussetzung für die vielfältige Vernetzung der unterschiedlichen Strukturen lebender Zellen, Zellverbände, Organe und Organismen.

Eine biologisch herausragende Art einer schwachen Bindung stellen die Wasserstoffbrücken dar. Kovalent an elektronegativere Sauerstoffatome im gleichen Molekül gebundene Wasserstoffatome werden zusätzlich über Wasserstoffbrücken von ebenfalls elektronegativeren Sauerstoffatomen anderer Moleküle angezogen, und umgekehrt, kovalent an elektropositivere Wasserstoffatome gebundene Sauerstoffatome werden über Wasserstoffbrücken zusätzlich von anderen, ebenfalls elektropositiveren Wasserstoffatomen angezogen. Wichtig für einen hohen Wechsel an Wasserstoffbrücken ist der häufige Kontakt von Sauerstoff- mit

Wasserstoffatomen. Um dies zu gewährleisten, sind starke Schwingungen und Bewegungen der Elektronen im Sauerstoff- und in den Wasserstoffatomen Voraussetzung, ermöglicht über einen Transfer von Photonen, die im Rahmen der Somatovitalisierung bereitgestellt werden.

8. Somatovitalmethode: Künstliche Bereitstellung von Photonen

Nach den bisherigen Ausführungen steht fest, dass Sauerstoff die Grundlage jeglichen höherstehenden Lebens darstellt, dass er aus dem „trägen" Grundzustand heraus „aktiviert" werden muss und dass diese „Energetisierung" in der Natur über die kurzfristige Bildung von Singulett-Sauerstoff ($^1O_2$) erfolgt. Bei dessen Rückfall in den Grundzustand werden energiereiche Photonen emittiert, welche sich schnell und energieneutral direkt transzellulär oder über Wasserstoffbrücken mit dem Gefäßsystem ubiquitär im Körper verbreiten und damit den Stoffwechsel jeder einzelnen Körperzelle aktivieren.

In der Natur findet die externe Aktivierung von Sauerstoff der Umgebungsluft über eine Energiezufuhr durch Sonnenlicht bei Anwesenheit von speziellen Sensibilisatoren statt (beispielsweise Chlorophyll in grünen Pflanzen).

Eine patentierte Erfindung ermöglicht, diesen Prozess künstlich zu imitieren. Sie bezieht sich auf eine Vorrichtung zur Erzeugung von Singulett-Sauerstoff ($^1O_2$) sowie auf ein Verfahren zur Herstellung einer mit Farbstoff beschichteten Fläche für eine derartige Vorrichtung. Diese besteht aus einer Kammer, die zwei Begrenzungsflächen aufweist, von denen die eine lichtdurchlässig ist, während die andere – ihr benachbart – mit einem durch Lichtstrahlung anregbaren Farbstoff beschichtet ist.

Die Lichtquelle sind Leuchtdioden, wobei die lichtdurchlässige Fläche einen bestimmten Teil der Strahlung ausfiltert, sodass eine Reststrahlung mit einem speziellen Frequenzspektrum resultiert. Diese wirkt auf den Farbstoff dergestalt ein, dass der über diese Fläche strömende Luft-Sauerstoff (Triplett-Sauerstoff, $^3O_2$) in einen angeregten Zustand (Singulett-Sauerstoff, $^1O_2$) versetzt wird.

Die Emissionswellenlänge der Leuchtdioden ist an das Absorptionsmaximum des Farbstoffs (grünes oder blaues Phthalozyanin, Methylenblau, Rose Bengal, Porphyrin oder Eosin) angepasst (600–800 nm). Zur gleichmäßigen Verteilung wird er in einem Lösungsmittel gelöst und in einem elektromagnetischen Feld gleichmäßig auf die zu beschichtende Fläche verteilt oder die Fläche wird elektrostatisch aufgeladen und mit einem Farbstoffnebel beaufschlagt. Das Material der mit dem Farbstoff beschichteten Fläche besteht aus Plexiglas, Glas oder Metall (z.B. eloxierte Aluminiumscheibe). Die Vertiefungen (Poren) entstehen im Sandstrahlverfahren.

Auf der durch die Lichtstrahlung von den Leuchtdioden angeregten Farbstoffoberfläche kommt es zu Zusammenstößen mit den Sauerstoffmolekülen der durch die Kammer hindurchgeleiteten Luft, wobei die Atomkern-fernen Elektronen mit Sprüngen auf die nächsthöhere unvollständig besetzte Elektronenumlaufbahn (Orbital) reagieren, sodass sich ein Singulett-Sauerstoff-Zustand ($^1O_2$) ergibt.

Nach kurzer Zeit fällt dieser in den Grundzustand zurück und emittiert dabei Photonenenergie, welche (bei Aufliegen des Gerätes auf dem Körper) direkt in die Haut bzw. Schleimhaut penetriert (Dermovitaltherapie, Gastrovitaltherapie) und sich dort direkt (transzellulär) verbreitet, oder in der wasserdampfgesättigten Einatemluft Wasserstoffbrücken bildet, die über das Gefäßsystem ubiquitär alle Körperzellen erreichen (Spirovitaltherapie).

In der Praxis der Spirovitaltherapie saugt ein Gerät über einen Filter (gegen Staub, Keime) Umgebungsluft ein und führt diese unter Lichteinfluss definierter Wellenlänge an den beschriebenen Katalysatoren vorbei, wobei der in der Luft befindliche Triplett-Sauerstoff ($^3O_2$) in den Singulett-Sauerstoff ($^1O_2$) überführt wird (Energiebereitstellung für den Prozess der Chemiosmose). Anschließend strömt die „angeregte" Luft zur Befeuchtung durch eine mit Wasser gefüllte Glasflasche und wird danach nochmals an der beschichteten Farbstoffoberfläche vorbeigeleitet. Die beim Rückfall in den Grundzustand freiwerdende Energie wird durch Wassermoleküle absorbiert (Wasserstoffbrückenbildung). Die wasserdampfgesättigte Luft strömt mit ca. 4 l/min durch einen Edelstahladapter, an den eine Atembrille angeschlossen ist. Das Wasser der Gasflasche kann im Anschluss an die „Energie-Atmung" getrunken werden, sodass zusätzlich eine Photonenzufuhr über den Magen-Darm-Trakt erfolgt (Gastrovitaltherapie).

9. Stress, Dysfunktion, Krankheit, Alterung – Dysbalance des Sauerstoffmetabolismus

Wenn Gesundheit, Fitness und Wohlbefinden die Fähigkeit des Organismus darstellen, sich jederzeit selbst regulieren zu können, trotz ständiger externer Einflüsse und Herausforderungen Stabilität und Identität durch kontinuierliche sensomotorische Anpassung bewahren und sich gleichzeitig durch adäquate Reaktionen auf diese Reize weiterentwickeln und transformieren zu können, stellt sich mit Recht die Frage, worin die Triebfeder für diese lebenserhaltende Strategie besteht.

Viele Theorien wurden dazu entwickelt, zum Teil (bzw. Teile davon) auch wieder verworfen. Den jüngsten, derzeit am meisten diskutierten Ansatz liefert die Biophotonen-Theorie. Lebende Zellen emittieren eine schwache Strahlung im Frequenzbereich des ultravioletten, sichtbaren und infraroten Lichts (Biophotonenstrahlung), welche sich bei jeder Stoffwechselaktivierung verstärkt (Zellteilung, Stress, Schädigung, Immunabwehr, Überlebenskampf) und mit dem Absterben der Zelle erlischt. Diese Strahlung dient der schnellen Übermittlung von Signalen und Informationen, mit weit höherer Geschwindigkeit und Effektivität, als dies über biochemische Kanäle möglich wäre.

Biologische Prozesse lassen sich auf diese Weise optimal steuern, das intrazelluläre wie gleichermaßen extrazelluläre Energiefeld umfasst den gesamten Körper, die optische Zellstrahlung ist das wichtigste lebensermöglichende Medium („Lebensenergie“ früherer philosophischer Deutungen, „Glauben“ als Kraftquelle aus religiöser Sicht).

Diese Strahlung erfordert Energie, welche in den Kraftwerken der Zelle (Mitochondrien) im Rahmen der Atmungskette und der oxidativen Phosphorylierung bereitzustellen ist. Dazu wiederum ist Sauerstoff notwendig ($C_6H_{12}O_6 + 6\ O_2 \rightarrow 6\ H_2O + 6\ CO_2 + E$), welcher in seinem Grundzustand „träge“ ist und deshalb initial aktiviert werden muss (Singulett-Sauerstoff, $^1O_2$), um diesen „Energiegewinnungsprozess“ in Gang zu setzen, entweder auf natürliche Weise oder – künstlich – über eine Somatovitalisierung.

Aufgrund seiner physikalischen und chemischen Eigenschaften zeigt Sauerstoff, je nach der aktuellen Situation, viele Gesichter. In seiner aktivierten Form eröffnet er einerseits wichtige Möglichkeiten zur Energiegewinnung, Zellstrahlung, Reaktion und Adaptation an sich verändernde Bedingungen der äußeren (Umwelt) und inneren Gegebenheiten (Körper), andererseits zeitigt er auch Gefahren, wenn er nicht – nach Erfüllung seiner vielfältigen Aufgaben – wieder „deaktiviert“ wird. Ansonsten würden er bzw. seine radikalischen Derivate schwere destruktive Wirkungen entfalten.

Gesundheit bedeutet im Sinne der Kohärenztheorie, dass die einzelnen Strukturen des Organismus sich wie ein geordnetes, zusammenwirkendes Ganzes verhalten und dass dementsprechend ständige Kommunikation, Information, Reaktion und Rückkopplung untereinander zu steuernden, zielgerichteten und abgestimmten, lebenserhaltenden Aktivitäten und Wechselwirkungen führen. Dazu ist „Kraft“ (Photonenenergie) notwendig.

Solange Gesundheit vorliegt, finden ständig Pendelausschläge (Schwingungen) der schwingungsfähigen Systeme um einen Mittelwert statt, mal mehr, mal weniger, ohne dass die Schwingungen zu stark werden, vor allem aber mit der sicheren Gewissheit, dass sie zum Mittelwert zurückkehren, dass sie nicht in einer Extremstellung verharren (Sympathikotonus, Stress) oder ganz sistieren (Regulationsstarre) (Prinzip von Sympathikotonus und Parasympathikotonus nach europäischer Sichtweise, Yin und Yang in der chinesischen Philosophie).

Die kontinuierliche Auseinandersetzung mit der Umwelt bedingt, dass eine momentane Stabilität und aktuelle Identität andauernd durch neue Herausforderungen überholt werden und Korrekturen, neue Justierungen erfolgen müssen.

Funktionsstörungen, Krankheiten, Alterung entstehen nach den Vorstellungen der Kohärenztheorie dann, wenn der Organismus nicht mehr die Energie aufbringt, diese Störungen der Homöostase aus eigener Kraft zu kompensieren, sie zu regulieren, das (zu) weit ausgeschlagene Pendel (Stress) zurück zu holen. Es liegt eine Einschränkung bzw. Aufhebung der Reaktionsfähigkeit des Organismus vor. Krankheit stellt aus dieser Perspektive eine Entkopplung der schwingungsfähigen Systeme dar (Zelle, Organe, Organismus).

Während der gesunde Organismus von der Biophotonenstrahlung „zusammengehalten“ wird, seine Aufnahmefähigkeit für neue Reize und seine Anpassungsfähigkeit an diese optimal ausgeprägt sind, ist der kranke Organismus dazu nicht in der Lage. Sein elektromagnetisches Feld ist geschwächt, ihm fehlt Energie, in der Folge kommt es zu einer Regulationsstarre. Zur Aufnahme äußerer Reize und zu einer adäquaten Reaktion darauf bzw. Anpassung daran ist der kranke, überforderte, erschöpfte Organismus nicht fähig.

Aus der Perspektive dieses Verständnisses von „Lebensenergie" sind hoher Dauerstress, funktionelle Gesundheitsstörungen, Krankheiten und Alterungsprozesse ganz allgemein einerseits als eine „Erschöpfung" energieliefernder Prozesse, andererseits als eine Verringerung antioxidativer Kapazitäten zu erklären. Beides führt im Endeffekt zu „Regulationsstarre".

Mit zunehmendem Alter, unter starkem Stress, bei Krankheit werden die ständig im Stoffwechsel entstehenden (und auch vorübergehend lebensnotwendigen) aggressiven Sauerstoffradikale zu langsam bzw. zu wenig „entsorgt", die „entgiftenden" Enzyme (insbesondere die Superoxid-Dismutase, die Katalase und die Glutathion-Peroxidase) nicht (mehr) genügend bereitgestellt, deren Produktionskapazität ist erschöpft.

Aber auch die Sauerstoff transportierenden und verwertenden Systeme leiden unter Stress, Krankheit und Alterung. Die Sauerstoffaufnahmekapazität verringert sich, seine Transportkapazität wird durch Veränderungen an Gefäßen und der Carrier eingeschränkt, seine Verwertungskapazität in den Zellmitochondrien ist aufgrund herabgesetzter Enzymproduktion und -aktivität gering.

Es liegt eine zunehmende Aktivitätseinschränkung (Regulationsstarre) vor, dem Körper fehlt die „Lebensenergie" (Biophotonenenergie). Diese Zusammenhänge lassen sich gut in die derzeitigen Theorien über die Mechanismen des Alterungsprozesses integrieren (Altern als Folge von oxidativem Stress – zu viele bzw. zu langsam abgebaute Sauerstoffradikale; Altern als Folge von Glykosylierungsprozessen – AGE, Vernetzung von Eiweißen mit freier Glukose, Dysfunktion von Organen; Altern als Folge von Hormonmangel – abnehmende Produktion; Altern als chronisch inflammatorischer Prozess – Nachlassen bis Erschöpfung der Immunkompetenz). Als Folgen davon sind vermehrt DNA-Strangbrüche und Telomerverkürzungen zu erwarten, bedingt durch eine ungenügende Sauerstoffverwertung einerseits und eine unzureichende Radikalenabwehr andererseits.

Beide Aspekte sind über die Somatovitaltherapie günstig zu beeinflussen.

10. Physiologisch-biochemische Wirkorte der Somatovitaltherapie

Nach den derzeitigen Erkenntnissen gilt es, fünf „Topoi" zu unterscheiden, an denen die Somatovitaltherapie wirksam wird.

1. Energetisierung von extrakorporalem (SVT, GVT) bzw. intrakorporalem Wasser (DVT)
2. Erhöhung der peripheren Sauerstoffloslösung vom erythrozytären Hämoglobin
3. Anregung der oxidativen Phosphorylierung
4. Neutralisation von Sauerstoffradikalen
5. Erhöhte Bereitstellung von Reduktionsäquivalenten.

Ad 1: Energetisierung von Wasser

Der künstlich mittels der Somatovitalmethode produzierte „angeregte" Singulett-Sauerstoff $^1O_2$ verbleibt in diesem energetisierten Zustand nur sehr kurze Zeit. Beim Rückfall in den Grundzustand $^3O_2$ wird (die zuvor aufgenommene) Energie als Photonenstrahlung wieder frei und kann sich einerseits direkt transzellulär ubiquitär im Körper ausbreiten. Andererseits führt sie zur verstärkten Bildung von „aktiviertem" Wasser (über Wasserstoffbrücken). In diesem Zustand wird die Energie mit der wasserdampfgesättigten Luft eingeatmet (SVT), über die Darmschleimhaut resorbiert (GVT) oder über die Haut inkorporiert (DVT), wirkt direkt vor Ort (GVT, DVT) und/oder geht ins Blut über (SVT, GVT, DVT) und kann dort auf die Sauerstoffbindung des erythrozytären Hämoglobins einwirken.

Ad 2: Erhöhung der peripheren Sauerstoffloslösung vom Hämoglobin

Eine gute Möglichkeit für eine verstärkte Sauerstoffbindung an das Hämoglobin stellt eine pH-Erhöhung des Bluts dar (Linksverschiebung der Sauerstoffbindungskurve, Bohr-Effekt). pH-Absenkungen zeigen den umgekehrten Effekt (Rechtsverschiebung der Sauerstoffbindungskurve, Loslösung des Sauerstoffs vom Hämoglobin, Haldane-Effekt).

Ein anderer wichtiger Mechanismus zur Sauerstoffbindung an das bzw. -loslösung vom Hämoglobin erfolgt über mehrwertige Anionen, insbesondere das 2,3-Biphosphoglycerat (2,3-BPG). Es übt einen entscheidenden Einfluss auf die Sauerstoffaffinität des Hämoglobins in den Erythrozyten insofern aus, als es vom Desoxyhämoglobin wesentlich stärker gebunden wird als vom Oxyhämoglobin.

Die Bindung erfolgt vor allem durch kationische Gruppen in der zentralen Höhlung des Hämoglobins. Im Oxyhämoglobin ist diese Höhlung so eng, dass das 2,3-BPG nicht hineinpasst und somit „nur" an die Gruppen am Höhleneingang gebunden wird.

In der Desoxykonformation ist ein Eintritt des 2,3-BPG in die in dieser Phase weite zentrale Höhle möglich, das Hämoglobin wird dort an die kationischen Gruppen gebunden und dadurch stabilisiert, der allosterische Übergang zu einer Konformation mit einer höheren Sauerstoffaffinität gehemmt. Als Resultat verlagert sich die Sauerstoffbindungskurve nach rechts.

Die physiologische Bedeutung dieser Rechtsverschiebung liegt in der Erleichterung der Sauerstoffloslösung vom Hämoglobin im peripheren Gewebe. So reagiert der Organismus bei Sauerstoffmangel (Aufenthalt in großen Höhen, Anämie, Störung der Herz- und Lungenfunktion) mit einem Anstieg des 2,3-BPG.

Reife Erythrozyten unterscheiden sich von allen übrigen stoffwechselaktiven Zellen vor allem dadurch, dass sie keinen Zellkern mehr besitzen, einen hohen Hämoglobingehalt aufweisen und ihren starken Energiebedarf zur Aufrechterhaltung ihres Stoffwechsels, ihrer Struktur und ihrer Ionenzusammensetzung mit anaerob gewonnenem ATP bestreiten.

Insofern scheint einleuchtend, dass reife Erythrozyten zwar keinen Zellkern mehr haben und damit auch keinen Zugriff auf eine aerobe Energiegewinnung, jedoch alle Enzyme der Glykolyse (lokalisiert im Cytoplasma) enthalten. Vor allem aber weisen sie einen hohen Gehalt an 2,3-BPG auf, der in menschlichen Erythrozyten die Hälfte aller organischen Phosphatester umfasst.

Grund ist ein für höhere Lebewesen charakteristischer Phosphoglyceratzyklus. Das 1,3-Phosphoglycerat wird durch die Biphosphoglycerat-Mutase in 2,3-BPG umgewandelt, wobei aus energiereichem Carboxylphosphat ein energiearmes Alkoholphosphat entsteht. Bemerkenswert ist, dass diese Biphosphoglycerat-Mutase sowohl die Bildung als auch den Abbau von 2,3-BPG katalysiert und reguliert.

Damit kommt dem 2,3-BPG im Stoffwechsel eine hohe regulatorische Bedeutung zu. Es dient gleichermaßen als Phosphat- und Energiespeicher, indem das aus 2,3-BPG entstehende 3-Phosphoglycerat zur zusätzlichen ATP-Synthese verwendet werden kann, sowie als regulatorische Größe für die Affinitätsabnahme des Hämoglobins zum Sauerstoff in der Peripherie, wodurch sich die Bindungskurve nach rechts verlagert. Damit wird bei gleichem Sauerstoffpartialdruck in den Erythrozyten die Sauerstoffsättigung abgesenkt bzw. die Sauerstoffabgabe an das Gewebe, d.h. auch in die einzelnen Körperzellen und dort in die Mitochondrien, den Ort der ATP-Produktion, verbessert.

Somit bleibt festzuhalten, dass 2,3-BPG auf die Desoxygenierung in der Peripherie einen starken Einfluss ausübt, während die Oxygenierung in den Lungen davon weitgehend unabhängig bleibt.

Die beim Rückfall von Singulett-Sauerstoff in den Grundzustand freigesetzte Photonenenergie bewirkt eine Zunahme der 2,3-BPG-Produktion und -Konzentration, womit die Rechtsverschiebung der Sauerstoffbindungskurve in der Peripherie, aber auch bei Sauerstoffmangelzuständen erklärt ist.

Ad 3: Anregung der oxidativen Phosphorylierung

Aus dem Abbau von Glukose und anderen organischen Betriebsstoffen wird exergonisch Energie gewonnen, die dem ATP-Aufbau dient. ATP ist notwendig für die verschiedenen zellulären Aktivitäten, sein Verbrauch muss durch ständige Nachlieferung ausgeglichen werden.

Seine Funktion besteht in der Übertragung von Phosphatgruppen auf Reaktionspartner, die dadurch aktiviert werden. Die Zellatmung (Abbau von Energieträgern aus der zugeführten Nahrung) liefert unter der Einwirkung von Sauerstoff ($^3O_2$) Wasser, Kohlendioxid (CO_2), Energie (ATP) und Wärme. Im Detail macht sich die Zelle die in den zugeführten Energieträgern (vorwiegend KH und Fett) gespeicherte Energie durch Redoxreaktionen nutzbar. Dabei werden Elektronen von Substanz zu Substanz weiter gegeben (entweder teilweise oder vollständig), mit der

Folge, dass die elektronenaufnehmende Substanz jeweils reduziert (Elektronenakzeptor) und die elektronenabgebende Substanz (Elektronendonator) jeweils oxidiert wird.

Während der Zellatmung fließen Elektronen von den Energieträgern (Glukose, Fett) zum Sauerstoff, jene werden zu CO_2 oxidiert, dieser zu H_2O reduziert.

Durch ihre Übertragung von Substanz zu Substanz geben die Elektronen einen Teil ihrer Energie ab, welche die ATP-Synthese antreibt. Der Elektronenfluss verläuft kaskadenförmig (langsam, gesteuert) über NAD^+. Dieses wird dadurch zu NADH reduziert, welches die Elektronen an eine Transportkette überträgt. Diese gibt die Elektronen in mehreren Schritten bis zum Sauerstoff weiter. Die dabei frei werdende Energie wird im Rahmen der oxidativen Phosphorylierung zum Aufbau von ATP verwendet.

Die Zellatmung insgesamt umfasst die Bereiche Glykolyse, Citratzyklus und Atmungskette. Glykolyse und Citratzyklus dienen dabei der Einschleusung von Elektronen in die Atmungskette über die Bildung von NADH, diese treibt die oxidative Phosphorylierung an. Die Glykolyse ist im Cytoplasma lokalisiert, der Citratzyklus in der Mitochondrienmatrix, die Atmungskette in der Mitochondrien-Innenmembran.

Die Energie der Glykolyse stammt aus der Oxidation von Glukose zu Pyruvat (2 ATP aus der Substratkettenphosphorylierung und 2 NADH). Der Übergang von der Glykolyse zum Citratzyklus erfolgt durch die Umwandlung vom Pyruvat zum Acetyl-CoA. Im Zyklus wird CO_2 generiert, 1 ATP durch Substratkettenphosphorylierung gebildet und 4 Elektronenpaare weitergegeben (3 an NAD^+, 1 an FAD).

Weitaus das meiste ATP bei der Zellatmung, nämlich 38 Mol ATP, entsteht durch die oxidative Phosphorylierung. NADH und $FADH_2$ geben ihre Elektronen weiter, bis sie am Ende der Elektronenkette auf Sauerstoff übertragen werden und diesen zu Wasser reduzieren.

Durch die Chemiosmose ist der Elektronentransport an die ATP-Bildung gekoppelt. Auf bestimmten Stufen verschieben die übertragenden Proteine das H^+ aus der Mitochondrienmatrix in den Intermembranraum, wobei die dabei frei werdende Energie als protonenmotorische Kraft (H^+-Gradient) abgespeichert wird. Im Rahmen der ATP-Synthese diffundiert das H^+ wieder zurück in die Mitochondrienmatrix, die dabei frei werdende Energie (exergonische Reaktion) treibt die energieverbrauchende Phosphorylierung (endergonische Reaktion) von ATP an.

Die Atmungskette ist innerhalb der Zellatmung der entscheidende Ansatz für die Somatovitaltherapie. Von zentraler Bedeutung sind die vier Enzymkomplexe, welche in die innere Membran der Mitochondrien eingelagert sind. Sie bestehen aus Eiweißen und enthalten prosthetische Gruppen, welche für deren katalytische Funktion eine ausschlaggebende Rolle spielen (Wechsel zwischen reduziertem und oxidiertem Zustand, d.h. Elektronenaufnahme und Elektronenabgabe).

Diese Enzymgruppen setzen sich aus einem Flavoprotein (mit einem Flavinmononucleotid als prosthetischer Gruppe; Komplex I), einem Ubichinon (Q; Komplex II), bestimmten Cytochromen (Cyt b, Cyt c_1; mit der prosthetischen Hämgruppe; Komplex III) und der Cytochromoxidase (Cyt a, Cyt a_3; prosthetische Gruppe: Häm und Cu-Ionen; Komplex IV) dar. Das letzte Enzym (Cytochrom a_3) überträgt seine Elektronen auf Sauerstoff, der außerdem aus der umgebenden Lösung noch zwei Protonen aufnimmt, sodass Wasser entsteht.

Die Atmungskette reduziert keine einzelnen Sauerstoffatome, sondern molekularen O_2. Für jeweils zwei NADH-Moleküle wird ein O_2-Molekül in Verbindung mit vier Protonen zu zwei Molekülen Wasser H_2O reduziert (bei $FADH_2$ entsprechend weniger, da dieses seine Elektronen auf einem niedrigeren Energieniveau – Komplex II – in den Elektronentransport einschleust).

Die Atmungskette selbst produziert kein ATP. Ihre Aufgabe besteht darin, den Elektronenfluss vom NADH/ $FADH_2$ zum molekularen Sauerstoff zu gewährleisten und diese große Energiedifferenz kaskadenförmig in kleinere Schritte zu zerlegen.

Innerhalb der Atmungskette wirkt die Somatovitaltherapie auf die Cytochromoxidase aktivierend ein. Sie besteht aus Polypeptiden, welche teils von der mitochondrialen, teils von der cytoplasmatischen DNA codiert werden. Die prosthetische Häm-Gruppe der Cytochromoxidase unterscheidet sich vom Hämoglobin der Erythrozyten, indem sie keinen Sauerstoff, sondern Elektronen überträgt.

Die vier Elektronen werden nicht gleichzeitig, sondern stufenweise auf Sauerstoff übertragen. Dabei entsteht zunächst ein Anlagerungskomplex mit O_2 (ähnlich dem Oxyhämoglobin), weiter über zwei 1-Elektronenübergänge ein Zwischenprodukt (entsprechend einem Derivat von Wasserstoffperoxid H_2O_2), danach unter Zufuhr von vier Wasserstoff-Ionen die volle Oxidation der Cytochromoxidase und die Bildung von Wasser.

Die vier Wasserstoff-Ionen wandern dabei von der Mitochondrienmatrix aus über einen protonenpermeablen Kanal zum O_2-Bindungsort, einem Häm, welches sich vermutlich in einer hydrophoben Höhlung befindet. Bei dieser Protonenwanderung entsteht ein elektrochemisches Potential, welches für die ATP-Bildung bei der Cytochromoxidase-Reaktion verantwortlich zeichnet.

Photonenenergie, entstehend bei dem Rückfall von Singulett-Sauerstoff $^1O_2$ in den Grundzustand $^3O_2$, erhöht die Cytochromoxidase-Produktion wie ihre Aktivität, sodass der über 2,3-BPG vermehrt freigesetzte Sauerstoff die oxidative Phosphorylierung antreibt und zu einer zusätzlichen ATP-Generierung beiträgt.

Ad 4: Neutralisation von Sauerstoffradikalen

Im Allgemeinen katalysieren Dehydrogenasen die Wasserstoffübertragung von Wasserstoffdonatoren (Substraten) auf Wasserstoffakzeptoren (zweites Substrat, Coenzym). Für die meisten wasserstoffübertragenden Enzyme wirken das Nicotinsäureamid-adenin-dinucleotid NAD^+ oder das Nicotinsäureamid-adenin-dinucleotid-phosphat $NADP^+$ als Coenzym, indem sie reversibel Wasserstoffatome aufnehmen und auf andere Substrate des Zwischenstoffwechsels und auf Enzyme der Atmungskette übertragen.

Bei der Wasserstoffaufnahme wird der zugrundeliegende Pyridinring reduziert, es liegen nur noch zwei (anstatt drei) Doppelbindungen vor, der Stickstoff verliert seine positive Ladung, ein Wasserstoff-Ion wird frei. Die aromatische Natur des Pyridinrings ist damit aufgehoben, die Lichtabsorption verändert sich in charakteristischer Weise. Zusätzlich zum Absorptionsspektrum bei 260 nm kommt eine Lichtabsorption bei 340 nm hinzu.

Entsprechend ihrer allgemeinen Bedeutung kommen NAD^+ bzw.

$NADP^+$ in allen Körperzellen vor. Ein Teil befindet sich in den Mitochondrien, ein Teil ist direkt an einzelne Enzyme gebunden.

Dehydrogenasen weisen zwar unterschiedliche Substratspezifitäten, jedoch eine hohe Spezifität bezüglich der beiden Coenzyme NAD^+ und $NADP^+$ auf. Dass das Redoxpotential der Enzymsysteme mit NAD^+ positiver als dasjenige der Enzymsysteme mit NADP ist, spricht dafür, dass die NAD^+-Systeme vorwiegend in den oxidativen Abbauwegen eine Rolle spielen (Neutralisation bzw. Abbau von Sauerstoffradikalen), während die $NADP^+$-Systeme überwiegend in reduktiven Aufbauwegen mitwirken (Fettsäuresynthese, Steroidsynthese, Generierung von ROS).

NAD^+ und $NADP^+$ sind als Dinucleotide durch eine Pyrophosphatbindung miteinander verknüpft. Die eine Molekülhälfte des NAD^+ besteht aus Adeninribosephosphat, in der anderen Hälfte tritt als heterozyklische Base statt des Adenins eine Nicotinsäureamid-Bindung auf. Da Nicotinsäureamid nicht in genügender Menge im Zwischenstoffwechsel gebildet werden kann, muss es als Vitamin zugeführt werden. Im $NADP^+$ ist ein H^+-Atom der Ribose des Adenosins durch einen weiteren Phosphatrest ersetzt.

NAD^+ und $NADP^+$ können reversibel Wasserstoffatome aufnehmen bzw. abgeben. Diese Fähigkeit begründet ihre Coenzymfunktion bei der Wasserstoffübertragung.

$NADP^+$ entsteht unter Einwirkung einer Kinase (NAD^+-Kinase) aus der Muttersubstanz NAD^+. Im Stoffwechsel wird NADPH vorwiegend über den oxidativen Pentoseweg und in geringerem Maße über das „Malat-Enzym" bereitgestellt.

Der oxidative Pentoseweg stellt einen Nebenweg der Glykolysereaktion dar, wobei Ribulose-5-Phosphat unter Abgabe von 2 Mol H_2 an $NADP^+$ und unter Bildung von 1 Mol CO_2 entsteht. Das dabei produzierte NADPH generiert über die Atmungskette 6 Mol ATP. Dieser Abbauweg zur Bereitstellung von NADPH scheint eine der wesentlichen Voraussetzungen für die Synthese von Fettsäuren und Steroiden zu sein. Vor allem in Erythrozyten sind sämtliche Enzyme des oxidativen Pentosewegs in hoher Konzentration enthalten.

Das Malat-Enzym generiert die Carboxylierung von Pyruvat zu Oxalacetat. Zugrunde liegt die Aufrechterhaltung des Citratzyklus, dessen

Funktionstüchtigkeit von dem ausreichenden Angebot an Acetyl-CoA und an Oxalacetat abhängt. Solange beide Substrate genügend vorhanden sind, bleibt der Citratzyklus am Laufen. Fehlt ein Substrat, kommt er zum Erliegen, mit der Folge, dass nicht mehr genügend ATP gebildet werden kann. Im Falle eines Oxalacetat-Defizits scheint eine Umkehrung des „normalen" Abbauwegs vom Pyruvat zum Oxalacetat unter Einwirkung des Malat-Enzyms möglich, wobei $NADP^+$ beteiligt ist. Auch bei einem Überschuss von NADPH wurde dieser Mechanismus beschrieben.

Das $NADP^+$/NADPH-System ist überwiegend an reduktiven Aufbauwegen beteiligt, insbesondere bei der Steroid- und Fettsäuresynthese sowie bei der Generierung von ROS.

Ausgangspunkt der Steroidsynthese ist ein polyzyklischer Grundkörper, das Steran, aus welchem eine beträchtliche Anzahl von physiologisch wichtigen Substanzen aufgebaut wird, von welchen Cholesterol die am besten untersuchte, in größter Menge vorkommende und pathophysiologisch wichtigste darstellt. Seine Biosynthese kann in drei Stufen unterteilt werden (Bildung von Mevalonsäure, Umwandlung in „aktives" Isopren sowie die Zyklisierung des Squalens als Ausgangsubstanz für das Cholesterol selbst wie für seine vielfältigen Derivate). Dabei dient NADPH zweimal als Wasserstoffdonator (Reaktion 3-Hydroxy-3-methylglutaryl-CoA zum Mevalonat; Reaktion Präsqualendiphosphat zu Squalen). Die Voraussetzungen für die Cholesterol-Synthese sind ein reichliches Angebot von Acetyl-CoA und ein Überschuss an NADPH.

Der Hauptweg der Fettsäuresynthese unterscheidet sich in wesentlichen Punkten vom Abbauweg. Der Aufbau aus jeweils 2 Kohlenstoffatomen (C_2-Einheiten) erfolgt durch Anlagerung von aktiver Malonsäure anstatt von Acetyl-CoA. Die Reduktion (verknüpft mit dem Aufbau) wird über NADPH anstatt über $FADH_2$ bzw. NADH bewirkt. Die Synthese ist an einen Multienzymkomplex im Cytosol gebunden, während der Abbau über verschiedene Enzyme im Mitochondrium abläuft. Dabei sind für jede Verlängerung der Kette um eine C_2-Einheit 2 Mol NADPH erforderlich, ein reichliches Angebot an reduziertem $NADP^+$ ist dazu Voraussetzung. Die einzelnen Schritte der Kondensationsreaktion bestehen aus zwei Hydrierungen und einer Wasserabspaltung. Die dabei generierte β-Ketosäure wird durch eine Dehydrogenase mit NADPH als Wasserstoffdonator zur β-Hydoxysäure hydriert. Darauf folgt eine Wasserabspaltung mit dem Resultat einer „ungesättigten" Verbindung, die wiederum durch eine Dehydrogenase mit einer prosthetischen NADPH-Gruppe zu einer gesättigten Fettsäure hydriert wird.

Fettsäuren und Steroide (Lipide) spielen im Stoffwechsel eine ungemein wichtige Rolle. Lipide sind Bestandteile jeder einzelnen Körperzelle, aber auch besonderer „Fettzellen", wie sie im Unterhautbindegewebe und in der Umhüllung innerer Organe vorkommen.

Die Hauptfunktion der Fette ist die Speicherung von Energie, zusätzlich dienen sie als Polster und Schutz.

Phospholipide, den Fetten strukturell verwandt, zeigen dem Wasser gegenüber ein ambivalentes Verhalten, ihr Kohlenwasserstoff-Schwanz ist hydrophob, ihr Phosphat-Kopf hydrophil. Auf der Oberfläche von Zellen sind Phospholipide lamellenförmig zu einer bimolekularen Doppelschicht angeordnet, welche eine Grenze zwischen dem Zellinneren und der Umwelt bildet (Hauptbestandteil von Zellmembranen).

Steroide, vor allem das Cholesterin, ist ein weit verbreiteter Bestandteil von Membranen tierischer Zellen sowie ein Ausgangssubstrat für die Biosynthese vieler Substanzen (Hormone, Gallensäuren, Vit. D).

So wichtig Cholesterin für die Synthese vieler lebensnotwendiger Substanzen ist, so schädlich kann seine Überproduktion bzw. zu geringer Abbau für den Organismus werden.

Insbesondere im Zusammenhang mit gesättigten Fettsäuren kommt dem Cholesterin eine herausragende Bedeutung für die Initiierung einer Atherogenese zu. Schon kurze Zeit nach verstärkter Cholesterinzufuhr mit der Nahrung sammeln sich kleine Lipoproteine in der Gefäßintima an, welche oxidative Modifikationen in der Gefäßwand und lokale inflammatorische Reaktionen induzieren.

Folge ist eine Funktionsstörung und Schädigung des Gefäßendothels (endotheliale Dysfunktion), der Beginn der Atherogenese. Es kommt zu einer Expression von Adhäsionsmolekülen, der Adhäsion von Leukozyten und ihrer nachfolgenden Invasion in die Gefäßwand. Einwandernde Monozyten phagozytieren Lipide, mutieren dabei zu Schaumzellen und/oder lipidbeladenen Makrophagen („fatty-streak"-Läsionen). Durch

Generierung von Radikalen und Absterben eingewanderter Zellen entstehen arteriosklerotische Plaques, welche zur lokalen Aggregation von Thrombozyten führen und Gefäßthromben durch Erosionen, Fissuren oder Rupturen triggern, Beginn einer möglichen distalen Embolisierung bis hin zum Gefäßverschluss.

Soweit das NADPH-/NADP$^+$-Redoxsystem in diese Prozesse der Abgabe bzw. Aufnahme von Wasserstoff-Ionen H^+ integriert ist, spielt die NADPH-Oxidase als Katalysator eine entscheidende Rolle. Sie ist ein gut regulierter Multienzymkomplex, der sich aus mehreren cytosolischen und membranständigen Untereinheiten zusammensetzt, welche für sich allein inaktiv bleiben und erst nach Kontaktaufnahme miteinander ihre Aktivität entfalten.

Die NADPH-Oxidase oxidiert NADPH und bildet dabei aus molekularem Sauerstoff reaktives Superoxid-Anion O_2^- ($2\ O_2 + NADPH \rightarrow 2\ O_2^- + NADP^+ + H^+$), welches als Ausgangspunkt für die Synthese weiterer reaktiver Sauerstoffspezies dient (beispielsweise mit Hilfe von Superoxid-Dismutase Generierung von Wasserstoffperoxid H_2O_2). Bei seiner katalytischen Metabolisierung wird das hochreaktive Hydroxylradikal $HO^·$ frei, fähig zur Attacke zahlreicher Moleküle.

NADPH-Oxidasen kommen in bestimmten Zellen des vaskulären Systems vor (Endothelzellen, glatte Muskelzellen der Gefäßwand, zirkulierende neutrophile Granulozyten). Sie werden als Hauptquellen für oxidativen Stress, beispielsweise in Arterienwänden, identifiziert und tragen erheblich zur endothelialen Dysfunktion bei.

Vor allem die endothelabhängige Gefäßrelaxation wird gestört, indem Stickstoffmonoxid durch sie selbst bzw. ihre Derivate inaktiviert wird, eine Situation, wie sie bei Diabetes mellitus, Hypercholesterinämie, arterieller Hypertonie und ischämischen Gefäßkrankheiten vorliegt.

Bei der schnellen Reperfusion postoperativer ischämischer Gefäßbezirke, von vielen Experten lange Zeit als Indikation zur Rettung hypoxischer Myokardanteile gepriesen, generiert die NADPH-Oxidase besonders viele ROS, bewirkt dadurch eine Expansion des nekrotischen Gebiets und führt zusätzlich zu ausgedehnten Entzündungsreaktionen. Als vielversprechendes Konzept zur Eindämmung dieser NADPH-Oxidase-Reaktionen gilt deren medikamentöse Produktions- bzw. Aktivitätshemmung.

Auch im hypoxischen Lungengewebe (beispielsweise bei reiner bzw. hochkonzentrierter Sauerstoffatmung über längere Zeit) kommt es zur verstärkten Aktivität von NADPH-Oxidasen an den plasmatischen Membranen, sodass sich die H_2O_2-Bildung in den Mikrosomen um das 3-bis 5-Fache und die Superoxid-Anion- bzw. H_2O_2-Bildung in den Mitochondrien um das 10-Fache erhöht.

Als oxidativer Burst (auch respiratorischer Burst) wird die Freisetzung von ROS (reaktive Sauerstoffspezies) mit Hilfe der NADPH-Oxidase durch neutrophile Granulozyten und Makrophagen bei der Phagozytose von Mikroorganismen bezeichnet. Es kommt zu deren intrazellulären Verdauung, indem die ROS mit den Proteinen, Nucleinsäuren und anderen Zellbestandteilen der Krankheitserreger reagieren und gleichzeitig deren endogene Protease-Inhibitoren deaktivieren, welche den Proteinabbau verhindern würden.

Defekte der NADPH-Oxidase führen zu fehlender oder stark verminderter Enzymaktivität und in der Folge zu einer Einschränkung der bakteriziden Wirkung der Granulozyten und Makrophagen, beispielsweise bei dem Krankheitsbild der septischen Granulomatose, welche durch häufige, schwere, schlecht beeinflussbare bakterielle Infekte gekennzeichnet ist. Andererseits kann es auch therapeutisch sinnvoll sein, die NADPH-Oxidase zu inhibieren, um beispielsweise eine influenzabedingte Entzündungsreaktion der Lunge zu unterdrücken.

Neben der bakteriziden Wirkung modulieren NADPH-generierte ROS die immunologische Funktion von Lymphozyten, insbesondere die Aktivierung von T-Zellen mit der Folge einer gesteigerten Produktion von IL-2. Der intrazelluläre Redoxzustand von Makrophagen reguliert die Freisetzung der Zytokine IL-6 und IL-12 und nimmt auf diese Weise Einfluss auf das Th1/Th2-Verhältnis von T-Helfer-Zellen.

So wichtig sich damit die NADPH-Oxidase-vermittelten Reaktionen darstellen, bei Überproduktion und damit überschießenden Reaktionen (gegeben bei Dauerstress ohne Möglichkeiten zur Entspannung, bei Umweltbelastungen, bei zunehmendem Alter, bei vielen funktionellen Störungen und vor allem bei nahezu allen chronischen degenerativen Zivilisationskrankheiten) kann es therapeutisch sinnvoll sein, die NADPH-Oxidase-Aktivität zu reduzieren. Dies ist zwar auch medikamentös möglich (Apocynin), als gute Alternative und Ergänzung zum medikamentösen Vorgehen bietet sich die Somatovitalisierung an.

Aufgrund zahlreicher klinischer Studienergebnisse ergaben sich eindeutige Hinweise, dass die Somatovitalisierung über die Hemmung der NADPH-Oxidase-Aktivität die Produktion von reaktiven Sauerstoffspezies verringert, damit antioxidative Fähigkeiten aufweist und zunehmend als (zusätzliche, unterstützende, regenerationsbeschleunigende) Therapie bei immunologischen, kardiologischen, inflammatorischen und neoplasmatischen Erkrankungen gleichermaßen wie bei funktionellen Störungen (Dysbalancen des Vegetativums) erfolgreich einzusetzen ist.

Ad 5: Erhöhte Bereitstellung von Reduktionsäquivalenten

Reduktionsäquivalente stellen ein Maß zur Quantifizierung des Potentials von Reduktionsmitteln dar, welche im allgemeinen Sprachgebrauch meist selbst als Reduktionsäquivalente bezeichnet werden.

Sie spielen als Elektronenüberträger eine wichtige Rolle bei Redoxreaktionen, insbesondere im Rahmen der Atmungskette, bei der Phototrophie sowie bei Assimilations- und Dissimilationsreaktionen. Ihre Aufgabe (Elektronenübertragung) kann dabei eine einfache Übertragung der Elektronen sein (Beispiel: Cytochrom), sich aber auch als Übertragung von Elektronen in Form von Wasserstoffatomen (Beispiele: FAD, Ubichinon) oder in Form von Elektronen und gleichzeitig Wasserstoffatomen präsentieren (Beispiel: NAD^+/NADH).

Die *Atmungskette* stellt einen Teil des Energiestoffwechsels dar, indem in der inneren Membran von Mitochondrien durch NADH, $FMNH_2$ und $FADH_2$ angelieferte Elektronen (Donatoren: Fette und Kohlenhydrate der Nahrung) in einer Reihe von Redoxvorgängen auf ein Oxidationsmittel (O_2, Elektronenakzeptor) übertragen werden. Die dabei frei werdende Energie wird genutzt, um aus ADP und Phosphat die universelle ‚Energiewährung' der Zelle (ATP) zu synthetisieren (oxidative Phosphorylierung). *Phototrophie* bezeichnet die Nutzung von Licht als Energiequelle zur Synthese von ATP (Adenosintriphosphat) als Energieträger und kurzfristigem Energiespeicher. Die Lichtenergie kann entweder mit Hilfe von Chlorophyll-Pigmenten in chemische Energie umgewandelt werden

(Photosynthese) oder diese wird ohne Licht mit Hilfe anderer Pigmente wie Rhodopsin erzeugt.

Unter *Assimilation* wird der Teil des Stoff- und Energiestoffwechsels verstanden, bei welchem von außen zugeführte körperfremde Stoffe in körpereigene Verbindungen umgewandelt werden, je nach Zusammensetzung Kohlenstoff-, Phosphat-, Schwefel- oder Stickstoff-Assimilation. Im Rahmen von *Dissimilation* werden endogene (zuvor angelegte) Energiespeicher (vorwiegend Fette und Kohlenhydrate) abgebaut, wobei Energie frei wird, die als ATP bzw. als Wärme genutzt werden kann. Bei der Atmung werden Substrate oxidiert (Freisetzung von Elektronen, Übertragung über die Atmungskette auf Elektronenakzeptoren), bei der wesentlich weniger Energie-effizienten Gärung erfolgt der Abbau ohne Atmungskette und ohne Bedarf an Elektronenakzeptoren.

An drei Beispielen soll die Bedeutung einer optimalen Bereitstellung von Reduktionsäquivalenten zur Gesunderhaltung (Prävention, Kuration) und zu einer ausgeglichenen Gemütslage (psychischem Wohlbefinden) dargestellt werden.

Biologische Detoxifikation der Leber

Die Leber zeichnet sich vor allen anderen Organen durch ihre zentrale, dominierende Stellung im gesamten Stoffwechsel aus, d.h. nicht nur beim Abbau gastrointestinal zugeführter Substrate wie bei deren Wiederaufbau zu körpereigenen Bausteinen, sondern auch bei der Entsorgung von endogen produzierten bzw. exogen einverleibten „Schlacken" und „Toxinen".

Anatomisch wird diese Fähigkeit deutlich durch die überreichliche Ausstattung mit Organellen (endoplasmatisches Reticulum, Mitochondrien, Golgi-Apparat, Ribosomen, Peroxisomen) und die überproportional hohe Durchblutung (einerseits über die Pfortader aus dem Magen-Darm-Bereich, andererseits über die Leberarterie). Die biochemische Erklärung stellt die extrem hohe Versorgung der Leberzellen mit Biokatalysatoren (Enzymen, Mineralien, Vitaminen) dar.

Die Somatovitalisierung kann bei diesen Aufgaben der Leber stark unterstützend wirken, einerseits durch eine verbesserte Sauerstoff-Freisetzung und -Verwertung, andererseits über eine Stabilisierung des oxidativen Gleichgewichts durch Verhinderung einer Überproduktion von Sauerstoffradikalen bzw. deren verstärkte Entsorgung über eine optimale Bereitstellung von Reduktionsäquivalenten sowie bei der Stabilisierung des Redoxpotentials.

Die Erhöhung der Sauerstoffabgabe wird durch eine Rechtsverschiebung der Sauerstoffdissoziationskurve in Erythrozyten bewirkt, gleichbedeutend mit einer erhöhten Freisetzung (verstärktem Abfall der Sättigung) aus der erythrozytären Bindung bei unverändertem Sauerstoffdruck. Bei Berücksichtigung des hepatischen pO_2 (periportal ca. 65 mmHg, zentralvenös ca. 35 mmHg) dürfte damit eine deutliche Verbesserung der O_2-Situation entstehen, und zwar um so deutlicher, je „belasteter" die Leber ist (verstärkte Abnahme der s_pO_2 um bis zu 10 %).

Der zweite Effekt (Verbesserung der O_2-Verwertung in den Mitochondrien) ist zurückzuführen auf das erhöhte O_2-Angebot, indem bei Anwesenheit von Reduktionsäquivalenten (Elektronen) diese den Sauerstoff zu Wasser reduzieren, wobei die frei werdende Energie zur ATP-Produktion verwendet wird. Ein kleiner Teil wird dabei zu Wasserstoffperoxid (H_2O_2) und toxischen ROS abgebaut.

Für den Abbau dieser Oxidantien ist G-SH extrem wichtig, welche Tatsache den dritten Effekt der Somatovitaltherapie (Verhinderung einer Überproduktion von Radikalen bzw. deren Entsorgung) betrifft. Sie hemmt die NADPH-Oxidase in ihrer Aktivität, d.h. reduziertes NADPH wird in geringerem Umfang in die oxidierte Form $NADP^+$ überführt ($NADPH + O_2 \rightarrow NADP^+ + H^+ + O_2^-$). Für die Rückführung von oxidiertem Glutathion (G-S-S-G) in das so wichtige Glutathion (G-SH) steht damit genügend NADPH zur Verfügung ($G\text{-}S\text{-}S\text{-}G + NADPH \rightarrow G\text{-}SH + NADP^+$).

Auch die Wirkung von Cyt-P-450 (Oxidation einer Vielzahl von körpereigenen Schadstoffen, Arzneimitteln und exogenen Giften) ist abhängig von Reduktionsäquivalenten wie besonders G-SH.

Biosynthese des ‚Glückshormons' Serotonin

Die Serotonin-Biosynthese erfolgt über eine Transformation aus der essentiellen Aminosäure L-Tryptophan über eine Hydroxylierung und anschließende Decarboxylierung.

Der erste Schritt, die Hydroxylierung, durch das Enzym Tryptophanhydroxylase zu 5-Hydroxy-Tryptophan, ist einerseits abhängig von der Anwesenheit von genügend Sauerstoff (der über die mikrosomale Elektronentransportkette aktiviert wird und Grundlage für die Energieversorgung des Organismus darstellt), andererseits ist sie auf ausreichend Reduktionsäquivalente angewiesen. Beide Bedingungen werden durch die Somatovitalisierung erfüllt.

Hydroxylasen (mischfunktionelle Oxigenasen, Monooxigenasen) nutzen molekularen Sauerstoff, indem sie nach seiner Aktivierung je ein Atom in das beteiligte Substrat einbauen, das andere zur Generierung von Wasser verwenden. Dabei wandert der p-Substituent in die m-Stellung und wird dadurch zum Haupt-Substituenten (NIH-Shift).

Als katalysierendes Enzym wirkt das Cyt-P-450-System. Pterin-abhängige Hydroxylasen (wie im Falle der Tryptophanhydroxylase) verwenden als Reduktionsäquivalent (Coenzym) anstelle von NADH bzw. reduziertem Flavin Biopterin (in der reduzierten Form als Tetrahydrobiopterin THP, in der oxidierten Form als Dihydrobiopterin DHP).

Das Redoxsystem THP/DHP spielt insgesamt eine wichtige Rolle im Stoffwechsel, insbesondere bei der Oxidation aromatischer Kohlenwasserstoff-Ringe (wie die Biosynthese der Aminosäure Tyrosin aus Phenylalanin durch die Phenylalaninhydroxylase, wie die Synthese von Katecholaminen im Rahmen der Oxidation von Tyrosin zu L-Dopa durch die Tyrosinhydroxylase und wie die Serotonin-Biosynthese bei der Oxidation von Tryptophan zum 5-Hydroxytryptophan durch die Tryptophanhydroxylase). Für alle Reaktionen ist Sauerstoff unabdingbar.

Als eine wichtige Komponente des biologischen Hydroxylierungssystems übernimmt das Cyt-P-450-System die Katalyse reversibler Redoxsysteme, so auch der pterinabhängigen Hydroxylasen. Es lagert an reduzierte Komplexe Sauerstoff an und führt über eine Protonenaufnahme zur Abspaltung von Wasser (unter Einschaltung eines Hämprotein-Fe^{+++}/-Fe^{++}-Coenzyms).

Indem das Cyt-P-450-System über Oxidationen, Hydroxylierungen, N-/O-/S-Dealkylierungen, oxidative Desaminierungen, Sulfoxidbildungen, N-Oxidationen, N-Hydroxylierungen sowie oxidative und reduktive Dehalogenierungen an vielen Stellen in den allgemeinen Stoffwechsel, insbesondere auch in die Fremdstoffentgiftung (bei Hyperradikalie und erhöhtem oxidativem Stress) eingreift, wird in diesem Zusammenhang auch das Glutathionsystem stark beansprucht.

Die Entgiftungsfunktion (wie auch die Umwandlung von Tryptophan in 5-Hydroxy-Tryptophan) funktioniert nur so lange, wie genügend reduziertes Glutathion (G-SH) als Reduktionsäquivalent zur Verfügung steht, welches kontinuierlich aus seiner oxidierten Form Glutathiondisulfid (2 G-SH $\leftrightarrow$ G-S-S-G + 2 H^+) resynthetisiert bzw. durch Einsparung an anderer Stelle (NADPH-Oxidase-Hemmung) bereitgestellt werden muss.

Aktivierung des DNA-Reparatursystems

Nach geltender Auffassung lassen sich Krebserkrankungen nicht nur durch eine Häufung von Mutationen, sondern ebenso durch insuffiziente DNA-Reparatursysteme erklären. In diese Richtung deutet auch die Abnahme der Reparaturpotenz mit zunehmendem Alter, dem bevorzugten Zeitpunkt der Krebsmanifestation.

Das Vorhandensein von Reduktionsäquivalenten (NADPH; Coenzym der DNA-Reparaturenzyme) ist eine wichtige Voraussetzung für die Aktivität der Reparatursysteme, gefördert durch die somatovitalbedingte Aktivitätshemmung der NADPH-Oxidase.

Gleiches gilt für Sauerstoffmangel und Radikalenüberlastung, zusammen mit der meist vorherrschenden Lebensführung Hauptgrund für eine Übersäuerung des Grundgewebes, seiner daraus folgenden zunehmenden Regulationsstarre und Abgabe bestimmter, ein "Krebsmilieu" vorbereitender Moleküle (Metalloproteinasen) bis zur krebsigen Entartung betroffener und nachgeschalteter Zellen. In diesem Kontext kann die Somatovitaltherapie zu einer Harmonisierung der extrazellulären Matrix führen.

Den Immunmodulatoren Interferone und Interleukine (Teil des angeborenen endogenen Abwehrsystems; direkt antitumorale Wirkung bzw. Botenstoffe für die Kommunikation zwischen den an der Immunreaktion beteiligten Zellen mit dem Ziel der Anregung oder Verhinderung von Wachstum, Reifung und Teilung spezifisch bestimmter Zellen des Immunsystems) dient Tetrahydrobiopterin THP (Reduktionsäquivalent) als Cofaktor.

Freie Radikale nehmen beim Krebsgeschehen eine herausragende Rolle ein, stark oxidative Bedingungen erhöhen die Rate an Mutationen und die Karzinogenese. Über einen Vitalitätsverlust tragen Radikale zur zellulären Entartung wesentlich bei, sofern eine Entsorgung über das Glutathionsystem ausbleibt. Die Somatovitaltherapie produziert ausreichend Reduktionsäquivalente (Rückführung von oxidiertem Glutathion G-S-S-G in die reduzierte Form G-SH).

IV. Varianten der Somatovitaltherapie

1. Spirovitaltherapie (SVT)

1.1. Einführende Fallbeschreibung

Vor kurzem erreichte mich die Fallbeschreibung eines Patienten mit stabiler Angina pectoris (Vorstadium eines Myokardinfarktes) durch einen saudi-arabischen Kardiologen (G. S., King Faisal Hospital).
Der Patient litt seit mehreren Wochen unter Brustschmerzen mit Ausstrahlung in den Rücken, verstärkter Symptomatik unter körperlicher und psychischer Belastung sowie langsamem Abklingen in Ruhe. Starker Raucher seit 30 Jahren, bisher keine spezifische Medikation. Ablehnung einer Katheter-Untersuchung zur weiteren Diagnostik und eventuellen Operation.

Zu der ärztlicherseits vorgeschlagenen Spirovitaltherapie zeigte er sich bereit (20 min tgl.; 5x/ Wo). Nach 2 Wochen deutliche Besserung der Symptomatik, schmerzfrei auch unter Stress und bei körperlicher Belastung. Mehr Energie, keine Kurzatmigkeit mehr, keine Ringe mehr unter den Augen. *„Wie neugeboren fühle er sich..."*

Die subjektiven Besserungen ließen sich durch begleitende HRV-Messungen objektiv dokumentieren: Vor der Spirovitalisierung Reaktionsstarre, Isorhythmie, kleine HRV, Cardio-Stress-Index hoch, funktionelle Reserven gering; nach Spirovitalisierung gute Reagibilität, große HRV, Cardio-Stress-Index niedrig, funktionelle Reserven gut.

Alle Daten bewiesen die Veränderung vom chronischen Stressadaptations-Syndrom mit deutlicher sympathischer Dominanz hin zu einer guten vegetativen Balance, Effekt einer besseren zellulären Sauerstoffversorgung.

1.2. Wissenschaftliche Ausgangslage

Die in 2007 durchgeführte wissenschaftlich-statistische Auswertung rückläufiger Stellungnahmen von Spirovital-Endanwendern und Spirovital-Therapeuten der vergangenen Jahre hatte bereits deutliche Erfolge verdeutlicht.

Ein erfolgreicher Einsatz wurde für Krankheiten der unterschiedlichsten Organsysteme (Nervensystem, Atemwege, Herz-Kreislauf, Immunsystem, Augen, Bewegungsapparat, Stoffwechsel und Hormonsystem) attestiert. Weitere Indikationen bezogen sich auf alle Arten von Schmerzen, Entzündungen, prä-, intra- und postoperative Situationen (schnellere Regeneration) und auf Anti-Aging. Bei funktionellen Störungen ergab sich eine positive Beurteilung für den Energiestatus (Leistung, Aktivität, Belastbarkeit, Kraft, Motivation), das Wohlbefinden (Schlaflosigkeit, Stimmung, Atmung, Verdauung, Schmerzen, Immunlage), die Regeneration (Vertiefung, Beschleunigung, Entspannung, Pulsberuhigung) sowie das Sinnessystem (Geruch, Sehkraft, Haut, Schwindel).

Bei Zusammenfassung aller Einschätzungen und individuellen Erfahrungen wurde der Eindruck gewonnen, dass die Spirovitalisierung vor allem eine allgemeine Basistherapie darstellt, welche insbesondere und primär die Selbstheilungskräfte des Körpers aktiviert und dadurch indirekt zur objektiven Besserung, ja selbst zur Heilung unterschiedlicher organischer Krankheiten beitragen kann, darüber hinaus jedoch besonders als gute, effektive Möglichkeit zur Besserung subjektiver vegetativer Begleiterscheinungen bei organischen Krankheiten (Schmerzen, Bewegungseinschränkungen, Konzentrationsschwäche, Leistungsabfall, Schlafstörungen und Verdauungsprobleme) und als Produzent, Garant und Stabilisator von ‚Lebensenergie' wahrgenommen wird.

1.3. Therapieziele

In Akutsituationen ist ein möglichst schnelles symptombestimmtes Vorgehen bzw. die konkrete Ausschaltung bestimmter Noxen gefordert. Beides betrifft vorwiegend die zellularpathologische Ebene, wird durch die ‚konventionelle' Medizin gut abgedeckt und stellt nicht die primäre Indikation für eine Spirovitalisierung dar, wenngleich ihr zusätzlicher, ergänzender Einsatz durchaus sinnvoll sein kann (Abminderung von Nebenwirkungen der konventionellen Therapie, Beeinflussung der Grundregulation, vegetative Umstimmung).

Bei chronischen Erkrankungen (einem früher eher geringen Prozentsatz aller Krankheiten, der seit Jahren jedoch ständig zunimmt und inzwischen mehr als die Hälfte aller Krankheiten und Todesfälle ausmacht) ist die Situation anders gelagert. Chronische (degenerative, Zivilisations-) Krankheiten beziehen sich meist auf komplexe Regelsysteme (das Milieu, nicht nur die einzelne Zelle), sind damit der ‚konventionellen' Medizin eher schwer zugänglich und zunehmend eine Hauptindikation für die (von den Betroffenen selbst bevorzugte) Therapie mit Naturheilverfahren.

Ziel und Erfolge der Behandlung chronischer Erkrankungen stellen dabei vor allem eine Zunahme der subjektiv empfundenen Leistungsfähigkeit und Erhaltung der früheren Lebensfreude – zusammenfassend Verbesserung der Lebensqualität – dar. Eine kausale Therapie ist in vielen Fällen nicht möglich.

Per definitionem umfassen Naturheilverfahren im Rahmen der Gesamtmedizin die Anregung der individuellen körpereigenen Ordnungs- und Heilkräfte durch Anwendung nebenwirkungsarmer oder -freier natürlicher Heilmittel bzw. Reize, wie sie die Spirovitaltherapie darstellt.

Naturheilverfahren sind entsprechend indiziert bei chronischen Krankheiten, funktionellen und Befindlichkeitsstörungen sowie adjuvant bei typischen schulmedizinischen Therapien.

Die vorrangigen Ziele dabei sind:

1. Erhöhung der Sauerstoffzufuhr und -utilisation
2. Harmonisierung biologisch-kybernetischer Funktionen und deren Stabilisierung
3. Optimierung des Milieus (Interzellularsubstanz).

Alle Aspekte beziehen sich primär nicht auf den eigentlichen lokalen Krankheitsherd, sondern ganz allgemein auf den gesamten Organismus. Es sollen optimale Verhältnisse geschaffen werden für die mögliche Selbstheilung bzw. einen von außen mit minimalem Einsatz induzierten Heilungsvorgang.

Im Vordergrund stehen dabei körpereigene Regelkreise, die aufrechterhalten oder wiederhergestellt, jedenfalls für den individuellen Fall möglichst optimiert und stabilisiert werden sollen. Dazu sind eine den jeweiligen Bedarf deckende Sauerstoffzufuhr und -verwertung sowie eine gut funktionierende Selbstreinigung des Milieus (‚Entschlackung' des Interzellulargewebes, Neutralisation von Sauerstoffradikalen) dringende Voraussetzungen.

Die biokybernetische Einflussnahme auf körpereigene Regelkreise bedient sich bestimmter ausgesuchter Reize (wie z.B. Energetisierung der Atemluft), um erwünschte Reaktionsweisen zu aktivieren (Mikrozirkulation, Sauerstoffversorgung, Stoffwechsel, Entsorgung). Der Organismus soll zu ‚sinnvollen' Reaktionen veranlasst werden.

Der individuelle Ablauf (Intensität, Dauer und Ausweitung) vieler Erkrankungen, insbesondere chronischer Affektionen, hängt von der jeweiligen Reaktionslage eines Menschen ab. Sie zu erfassen, gewinnt damit für therapeutisches Handeln eine immer höhere Bedeutung.

Regulationslage wie vor allem Regulationsbreite (negativ: Regulationsstarre) haben ihren anatomischen Haupt-Wirkort in der extrazellulären Matrix (Interzellularraum, Milieu), die physiologischen Haupt-Akteure (Wirkmechanismen) stellen das vegetative Nervensystem, das Endokrinium, das Immunsystem und die Psyche dar. Sie sind, wie gut belegt ist, eng miteinander vernetzt, sodass es diagnostisch wie therapeutisch sinnvoll scheint, ein Verfahren anzuwenden, welches die gesamte psycho-neuro-endokrino-immunologische Schiene erfasst, einfach durchführbar ist, die zu Untersuchenden wie die Untersucher selbst wenig belastet (zeitlich, organisatorisch, auswertungsmäßig) und kostengünstig anzuwenden ist.

Wie andere Naturheilverfahren bewirkt die SVT die Anregung der individuellen körpereigenen Ordnungs- und Heilkräfte.

1.4. Vegetatives Nervensystem – autonome Regulation vitaler Funktionen

Die Herzfrequenz hat sich als idealer Messparameter für die Erfassung der autonomen neurovegetativen Aktivität des Herzens und der vitalen Körperfunktionen ganz allgemein erwiesen.

Während ihre absolute Höhe als statischer Parameter mehr Aussagen über die Intensität der Herz-Kreislauf-Belastung (Ruhe, körperliche Ertüchtigung) zulässt, informiert ihr Streudiagramm zusätzlich über die Qualität der kardiozirkulatorischen Regulation und die zugrundeliegenden, sie beeinflussenden Parameter.

Das Herz reagiert unablässig, in Ruhe wie bei körperlicher und/oder psychischer Belastung, auf Signale aus dem Körperinneren und der Umwelt, bezüglich der Herzfrequenz, der Kontraktilität, des Auswurfs und der Herzphasen (Systole, Diastole). Diese Adaptabilität basiert auf einem (normalerweise, d.h. bei Gesunden) optimalen Zusammenspiel der beiden Zügel des vegetativen oder autonomen Nervensystems, Sympathikus bzw. Arbeitsnerv und Parasympathikus bzw. Ruhenerv.

Die hochfrequenten elektrischen Impulse des Parasympathikus bewirken zahlreiche Adaptationen des gesamten Organismus, wobei trophotrope Aspekte wie Energieeinsparung, Erholung und Aufbauprozesse im Vordergrund stehen. Auf den Stoffwechsel bezogen kommt es zu einer verstärkten Assimilation (Aufbau von Energie und Körpersubstanz) und zu einer Alkalisierung des Grundgewebes. Die Muskeldurchblutung nimmt ab, Verdauungsorgane und Haut werden verstärkt durchblutet. Herzminutenvolumen, Herzfrequenz, Kontraktionsleistung und Erregbarkeit des Myokards (Herzmuskels) verringern sich. Die Adrenalinproduktion (Stresshormon) nimmt ab, die Grundstimmung verbessert sich, der Blutdruck fällt ab, die Schlafbereitschaft erhöht sich, Entzündungsbereitschaft und Entzündungsvorgänge werden reduziert.

Die niederfrequenten Impulse des Sympathikus bewirken demgegenüber umgekehrte ergotrope Reaktionen im Sinne von Energieentladung und Abbauprozessen. Im Detail führt dies zu einer Steigerung abbauender (dissimilatorischer oder kataboler) Stoffwechselvorgänge und einem eher sauren Milieu. Muskulatur und Herz/Lunge werden verstärkt durchblutet, ihr Stoffwechsel und damit Sauerstoffbedarf steigen an (Arbeitsnerv), dies auf Kosten von Verdauungsorganen und Haut. Herzminutenvolumen, Herzfrequenz, Kontraktionsleistung und Erregbarkeit erhöhen sich entsprechend, eine Folge der vermehrten Adrenalinproduktion und -sekretion der Nebennieren. Die Grundstimmung ist eher gedrückt, die Schlafbereitschaft erniedrigt, der Blutdruck erhöht, Entzündungsbereitschaft und Entzündungsvorgänge aktiviert.

Das vegetative Nervensystem ist dem Willen kaum unterworfen (‚autonomes' Nervensystem). Es regelt, ohne dass es uns bewusst wird, die Funktionen der einzelnen Organe wie Blutstrom, Atmung, Verdauung und Inneres Milieu, sorgt damit für die Homöostase des Grundgewebes.

Die einzelnen Organe bzw. Organsysteme werden von beiden Zügeln des vegetativen Nervensystems gleichermaßen im Sinne eines übergeordneten Regelkreises versorgt. Die sympathische Aktivierung bewirkt eine

Erhöhung der Leistungsbereitschaft mit allen Folgen für die einzelnen Organe, das parasympathische System sorgt für Entspannung, Erholung und Restitution.

Eine kontinuierliche Aktivierung des Sympathikus führt auf Dauer zu Erschöpfung, Depression und Burnout, eine ständige reizarme Parasympathikus-betonte Lebensweise zu Atrophie der einzelnen Organe, Unterforderung und Unfähigkeit zur Anpassung an veränderte Umweltbedingungen.

Zur Aufrechterhaltung von Gesundheit bzw. ihrer Wiederherstellung ist ein ausgewogenes, aufeinander abgestimmtes Zusammenspiel beider Zügel des vegetativen Nervensystems unumgänglich, wobei eine abwechselnde Aktivierung der beiden Anteile in einem mehr oder weniger regelmäßigen Rhythmus eine unabdingbare Voraussetzung darstellt (zirkadianer Rhythmus, Überwiegen des Sympathikus am Tage, des Parasympathikus nachts).

Vegetative Funktionsstörungen kommen häufig vor, Tendenz weiter zunehmend. Bis zu 70 Prozent aller ambulanten Gesundheitskonsultationen sollen damit in Zusammenhang stehen. Konkrete Ausprägungen stellen psychovegetative Dysfunktion, vegetative Dystonie, Erschöpfungszustand, Kraftlosigkeit, Energiemangel, Burnout-Syndrom, Neurasthenie und extreme Nervosität dar.

Als charakteristische Symptome fallen Schweißausbrüche, insbesondere auch Nachtschweiß, Schwindel, Ein- und Durchschlafstörungen, Appetitlosigkeit, Gewichtsabnahme, mitunter auch Heißhunger, Durchfall, Verstopfung, orthostatische Beschwerden, Missempfindungen, schneller Herzschlag bis zum Herzjagen, sexuelle Störungen, Harndrang, Rückenschmerzen mit und ohne Wirbelsäulenbeteiligung sowie Weichteilrheuma auf.

Viele chronische Erkrankungen gehen mit einer Störung der Grundregulation, einer Dysbalance der psycho-neuro-endokrino-immunologischen Achse einher, sich subjektiv auswirkend als Verlust der Lebensqualität, hervorgerufen durch die oben beschriebenen charakteristischen Symptome. Neben der kausalen Therapie (mitunter sehr schwierig oder nicht möglich, so koronare Herzkrankheit, Arthrose, Krebs) ist es ein wichtiges Anliegen moderner Medizin, die mit der Grunderkrankung einhergehenden subjektiven Beschwerden zu beseitigen oder zumindest zu lindern.

Dazu scheinen viele Naturheilverfahren in besonderer Weise geeignet, so auch die Einatmung energetisierter Atemluft (SVT), besser als dies herkömmliche, zellularpathologisch ausgerichtete Therapien vermögen.

1.5. Variabilität des Herzrhythmus

Die Variabilität des Herzschlags eines Menschen ist als evidenzbasierter Gesundheitsindikator allgemein anerkannt, er widerspiegelt die Regulationsbreite eines Menschen ziemlich exakt (Synonym: Wohlbefinden, Gesundheit).

„Wenn der Herzschlag so regelmäßig wie das Klopfen des Spechts oder das Tröpfeln des Regens auf dem Dach wird, wird der Patient innerhalb von vier Tagen sterben", so die Erkenntnis eines chinesischen Weisen aus dem dritten Jahrhundert. Der Kardiologe Brauchle erfand vor knapp hundert Jahren dafür den Begriff der „Isorhythmie" als Hinweis auf eine Gefährdung der Blutversorgung des Herzens.

In Ruhe ist die Variabilität eines gesunden Herzens mit 45 bis 100 Schlägen pro Minute bzw. einem RR-Abstand zwischen 600 und 1.300 Millisekunden bei einer größten Häufigkeit zwischen 60 und 80 Schlägen/min am stärksten. Mit Beginn einer körperlichen bzw. psychischen Belastung erhöht sich der Mittelwert der Herzfrequenz bei abnehmender Variabilität. Je höher die Belastung ansteigt, umso deutlicher wird dieser Trend.

Jeder Mensch hat zwar eine individuelle Ausprägung seiner Herzfrequenzvariabilität, entsprechend seinem Alter, Geschlecht, seiner genetischen Veranlagung, Kondition und Lebensführung. Dennoch lassen sich in gewissen Grenzen Durchschnitts- und Sollwerte festlegen.

So deuten Ruhe-Variationen von über 100 msec in der Herzschlagfolge auf eine „normale" Anpassungsreaktion des Herzens an äußere bzw. innere Reize hin, wie sie der Alltag ständig bietet. Kinder haben im Allgemeinen eine größere Variabilität als Erwachsene, mit zunehmendem Lebensalter nimmt sie kontinuierlich ab.

Aus der Herzfrequenzvariabilität lassen sich demnach Rückschlüsse über wichtige Regulationsprozesse des Organismus ziehen, um daraus Informationen zum aktuellen Stress- oder Gesundheitszustand zu gewinnen.

Bei chronischem Stress überwiegt die sympathische Aktivität, deutlich erkennbar an einer niedrigen Variabilität. Im Zustand vegetativer Harmonie (gutes Wohlbefinden, hohes Gesundheitsniveau) zeigt sich dagegen eine ausgeprägte Herzratenvariabilität.

Faktoren, welche auf Dauer zu ihrer Einengung führen, stellen gesundheitliche Störungen und Krankheiten, Dauerstress und Hochleistungssport dar. Zu ihrer langfristigen Erhöhung führen Ausgeglichenheit, Zufriedenheit, gutes Wohlbefinden, moderates Ausdauertraining sowie regenerationsfördernde Maßnahmen.

Kurzfristig wird die Variabilität insbesondere durch akuten Stress verändert (körperlich wie psychisch). Aber auch mental lässt sie sich kurzfristig deutlich beeinflussen (Freude, Angst, Erschrecken, Überraschung; zusammenfassend Gefühle, ausgelöst über das limbische System des Gehirns). Weitere Einflussfaktoren sind endogener (Atmung, Blutdruck, Körpertemperatur, hormoneller Status), exogener (Körperlage, Nahrungsaufnahme, Genussmittel) und konstitutioneller Natur (Körpergewicht, Fett-/Muskelrelation).

Die Herzratenvariabilität ist zusammenfassend eine optimale Methode zur Beurteilung der Bioregulation, sodass sie sich zum Nachweis der Effektivität von Einatmung energetisierter Atemluft hervorragend einsetzen lässt.

1.6. Allgemeine Aspekte zur Wirkung

Molekularer Sauerstoff $^3O_2$ (Grundzustand) ist „träge". Soll er in das Stoffwechselgeschehen aktiv eingreifen, muss er aus dem „trägen" Grundzustand heraus „aktiviert" werden. Diese „Energetisierung" erfolgt natürlicherweise durch Sonnenlicht bei Anwesenheit von speziellen Sensibilisatoren (Chlorophyll, Enzyme) über die kurzfristige Bildung von Singulett-Sauerstoff ($^1O_2$), bei dessen Rückfall in den Grundzustand energiereiche Photonen emittiert werden, welche sich einerseits direkt transzellulär, andererseits über die wasserdampfgesättigte Atemluft nach ihrem Übergang in das Gefäßsystem ubiquitär im Körper verbreiten und damit den Stoffwechsel jeder einzelnen Körperzelle aktivieren.

Unter Laborbedingungen wurde dieses Prinzip erstmals 1997 in der

Ukraine nachvollzogen. Seitdem wurde das Verfahren weiterentwickelt und mit gutem Erfolg bei verschiedenen Funktionsstörungen und Krankheiten eingesetzt.

Über einen Außenluftfilter (Staub- und Bakterienfilter) wird Luft aus der Umgebung angesaugt und unter Einfluss von Licht definierter Wellenlänge über speziell beschichtete Katalysatoren geführt. Die Lichtquelle sind eigens entwickelte Leuchtdioden (mit einer an das Absorptionsmaximum des Farbstoffs angepassten Wellenlänge), wobei die lichtdurchlässige Fläche einen bestimmten Teil der Strahlung ausfiltert, sodass ein spezielles Frequenzspektrum resultiert. Dieses wirkt auf eine stabile, chlorophyllähnliche Rezeptur dergestalt ein, dass der über dieses System strömende Luft-Sauerstoff (Triplett-Sauerstoff, $^3O_2$) in einen angeregten Zustand (Singulett-Sauerstoff, $^1O_2$) versetzt wird. Nach kurzer Zeit fällt dieser in den Grundzustand zurück und emittiert dabei Photonenenergie, welche sich entweder direkt transzellulär verbreitet oder über die Atemluft inkorporiert werden kann.

In der Praxis der SVT saugt ein Gerät über einen Filter (gegen Staub, Keime) Umgebungsluft an und führt diese unter Lichteinfluss definierter Wellenlänge an den beschriebenen Katalysatoren vorbei. Anschließend strömt die „angeregte" Luft zur Befeuchtung durch eine mit Wasser gefüllte Glasflasche (Voraussetzung zur Erhaltung von Sensibilität und Clusterstruktur) und wird danach nochmals an der beschichteten Farbstoffoberfläche vorbeigeleitet. Die beim Rückfall in den Grundzustand freiwerdende Energie wird durch Wassermoleküle absorbiert (Wasserstoffbrückenbildung). Die angeregte Luft wird eingeatmet (Spirovitaltherapie).

Das durch die angeregte Luft durchströmte und dadurch selbst aktivierte Wasser der Glasflasche (ca. 200 ml) kann sofort oder im Verlaufe der nächsten Stunden getrunken werden (Gastrovitaltherapie bei alleiniger Inkorporation des Wassers bzw. als kombinierte Gastro-Spirovitaltherapie bei primärer Atmung und darauffolgender Trinkkur).

Prozesse, an welchen nach heutiger Erkenntnis aktivierter Sauerstoff (Singulett-Sauerstoff, $^1O_2$) bzw. von diesem (nach dessen Rückfall in den Grundzustand) freigesetzte Energie vermutlich beteiligt ist, werden beschrieben in einer Anhebung der Lebensqualität, in einer Harmonisierung des 24-Stundenrhythmus, in einer Verringerung von Entzündungsprozessen einschließlich Schmerzen, in der Wahrnehmung „gesundheitspolitischer" Aufgaben, in einer Aktivierung des Immunsystems, in der Ausweitung eines effizienten Gefäßschutzes, in einer Stoffwechselregulation der „reaktiven Sauerstoffspezies" ROS und in einer Hemmung der Thrombozytenaggregation (Vermeidung von Thrombosen).

Für vier lebenswichtige, energieabhängige Stoffwechselbereiche, welche diese einzelnen Prozesse initiieren und unterhalten, sind die Wirkmechanismen theoretisch abgeleitet und praktisch durch entsprechende Studien bestätigt (Zunahme der Sauerstoffabgabe, Erhöhung der Sauerstoffverwertung, Stabilisierung des oxidativen Gleichgewichts, Bereitstellung von Reduktionsäquivalenten).

1.7. Wissenschaftliche Studien

Eine bessere Ver- und Entsorgung der Grundsubstanz soll durch ihre Entschlackung, ihre Harmonisierung erreicht werden, vor allem durch eine Aktivierung der Regulationsmechanismen. Stoffwechselendprodukte werden im Falle von chronischen Krankheiten und Funktionsstörungen zunehmend im Grundgewebe (der extrazellulären Matrix) abgelagert, deren Freisetzung und Abtransport über einen verbesserten venösen und Lymph-Abstrom Ziel vieler Naturheilverfahren und insbesondere auch der Spirovitaltherapie darstellt.

Aus allen bisherigen Erfahrungen und Erkenntnissen ergibt sich, dass die Spirovitaltherapie über eine Harmonisierung der Grundregulation in der extrazellulären Matrix zu einer verbesserten Sauerstoffzufuhr in den Mitochondrien und dort zu einer erhöhten O_2-Utilisation führt und damit die zelleigene Energieproduktion (ATP) aktiviert sowie zur Regulation des Zellstoffwechsels im gesamten Organismus beiträgt. Präventiv, kurativ und rehabilitativ aktiviert und unterstützt sie notwendige bioregulatorische Prozesse im Sinne einer ganzheitlichen Maßnahme, begleitet klinische Behandlungskonzepte und schulmedizinisch ausgerichtete Interventionen.

Fünf Studien thematisieren die Einwirkung energetisierter Atemluft auf die Herzratenvariabilität und damit indirekt auf eine Harmonisierung des vegetativen Nervensystems, auf eine Optimierung der Stoffwechselprozesse, einen Stressabfall des kardiovaskulären Systems, eine Erhöhung der Regulationsbreite des Organismus und zusammenfassend auf eine Stabilisierung der Basisgesundheit.

a. Knop, 2003:

Methodik: n_1 = 15 (7 w, 8 m; 15–45 a); n_2 = 5 (3 m, 2 w)

Parameter: s_pO_2 (Sauerstoffsättigung), GU (Stoffwechselgrundumsatz der Gewebe), HRV

Ergebnisse: HRV: Verbesserung nach Spirovitalisierung um durchschnittlich 44 % (bei Abzug der normalen Ruheentwicklung von 11 % immerhin 33 %) = hochsignifikant; s_pO_2: keine Änderung; GU: signifikante Abnahme

Diskussion: Sofortreaktion des autonomen Nervensystems in Richtung Optimierung; Effizienzsteigerung durch Erhöhung der Regelungs- und Streubreite; Optimierung der Stoffwechselprozesse; Stabilisierung und Adaptabilisierung der Basisgesundheit

b. Eccles, 2004:

Methodik: Pilotstudie; 6 Probanden (2 davon Asthmatiker); kurze Beobachtungszeit (4 Anwendungen zu jeweils 20 min)

Parameter: Rotes und weißes Blutbild (Morphologie und Aktivität), HRV (Funktion und Adaptabilität des vegetativen Nervensystems), Lungenfunktion (PEF = maximale Atemstromstärke, FEV_1 = Einsekundenkapazität, FVC = forcierte Vitalkapazität), subjektive Effekte

Ergebnisse: Signifikante Verbesserung der HRV ($p < 0{,}04$); Anhebung der PEF um über 20 %; bemerkenswerte Rückbildung der Geldrollenformation von Erythrozyten; Tendenz zur Aktivitätserhöhung des weißen Blutbildes; subjektive Anhebung des Wohlbefindens

Diskussion: Deutliche Beeinflussung verschiedener Regelsysteme in Richtung Aktivierung des autonomen Nervensystems; Anhebung des Energiestatus und Ausweitung der Regelbreite des Organismus

c. Briant, 2006:

Methodik: Erfahrungsstudie in der eigenen Praxis; prä-/postoperativ im oralchirurgischen Bereich

Parameter: HRV (HR = heart rate/Herzfrequenz, Adaptationskoeffizienten SDNN und CV, SI = Stressindex: Sympathikusaktivität; RMSSD: Parasympathikusaktivität)

Ergebnisse: Sofortige Absenkung der HR; Absinken des Sympathikotonus; Anhebung des Parasympathikotonus

Diskussion: Schlagartige Optimierung der zellenergetischen Versorgung durch Anflutung freier Energievalenzen; unmittelbarer Einsatz der Zellregeneration; Verkürzung der Heilungszeiten im oralchirurgischen Bereich um ca. 50 %

Konsequenz: Einsatz in der Oralchirurgie im Sinne einer „Sanften Implantologie"

d. Kucera, 2007:

Methodik: n = 37 (23–83 a, 21 w, 16 m, unterschiedliche Erkrankungen: Koronare Herzkrankheit 21 x, Hypertonie 17 x, Diabetes mellitus II 14 x, Diabetes mellitus I 1 x, COPD 1 x, M. Crohn 2 x, Glaukom 1 x, chronisches Fatigue Syndrom 1 x, rheumatische Polyarthritis 2 x, Bronchialasthma 2 x)

Parameter: HR, SDNN (Gesamtaktivität der Regulationssysteme), RMSSD (parasympathische Aktivität), SI (Aktivität des sympathischen Systems), HF % (Aktivität des parasympathischen Systems), LF % (Aktivität des vasomotorischen Zentrums), TP (Gesamtleistung aller spektralen Komponenten der Regulationssysteme)

Ergebnisse: Signifikanter Anstieg der HRV (RMSSD: $p = < 0{,}001$; SDNN: $p = < 0{,}01$); signifikanter Rückgang der sympathischen Aktivität (SI: $p = < 0{,}001$); signifikanter Anstieg der Gesamtleistung (TP: $p = < 0{,}001$)

Diskussion: Signifikanter Stressabfall des Gesamtorganismus; signifikanter Zuwachs der Stoffwechsel- und Energiereserven; bedeutender Anstieg der Effizienz des autonomen Nervensystems; Harmonisierung der autonomen Regulationssysteme

e. Hottenrott, Müller, Steiner, 2009:

Methodik: n = 40 (21–31 a, Sportstudierende, gesund; randomisierte plazebokontrollierte Doppelblindstudie; halbliegende Position; gesamte Messzeit 41 min; 3 Messzeitpunkte: MZP 1(10 min Entspannung), MZP 2 (Atmungsphase mit dem System Profi Well Plus), MZP 3 (10 min Ruhe)

Parameter: HR (Herzfrequenz), LF, HF, CSI (Cardio-Stress-Index)

Ergebnisse: Signifikante Mittelwertunterschiede zwischen der Verum- und Plazebogruppe (HR: p = < 0,001; LF: p = < 0,01; HF: p = 0,008; LF/HF: p = 0,019); signifikante Veränderungen zwischen MZP 2 und MZP 3 für LF (p = 0,011), HF (p = 0,006), LF/HF (p = 0,026); signifikante Veränderungen für HR zwischen MZP 1 / MZP 2 (p = < 0,001) und zwischen MZP 1 / MZP 3 (p = 0,015)

Diskussion: Deutliche Optimierung der HRV, insbesondere Abnahme von HR und sympathischer Aktivität bei gleichzeitiger Zunahme der Aktivität des parasympathischen Systems; deutliche Verringerung des Stressindex des kardiovaskulären Systems; Ökonomisierung der Herztätigkeit.

1.8. Zusammenfassung

Die fünf Studien belegen übereinstimmend, dass die Spirovitalisierung zu einer Optimierung der Herzfrequenz, einer Verminderung des Sympathikusantriebs und einer Erhöhung des Parasympathikotonus führt, wobei alle drei Veränderungen statistisch hochsignifikant sind.

Im Einzelnen werden als Ergebnisse festgehalten:

Sofortreaktion des autonomen Nervensystems in Richtung Optimierung, Effizienzsteigerung durch Erhöhung der Regelungs- und Streuungsbreite, Optimierung der Stoffwechselprozesse sowie Stabilisierung und Adaptabilisierung der Basisgesundheit;

Deutliche Beeinflussung verschiedener Regelsysteme in Richtung Aktivierung des autonomen Nervensystems, Anhebung des Energiestatus und Ausweitung der Regelbreite des Organismus;

Schlagartige Optimierung der zellenergetischen Versorgung durch Anflutung freier Energievalenzen, unmittelbarer Einsatz der Zellregeneration, Verkürzung der Heilungszeiten im oralchirurgischen Bereich;

Signifikanter Stressabfall des Gesamtorganismus, signifikanter Zuwachs der Stoffwechsel- und Energiereserven, bedeutender Anstieg der Effizienz des autonomen Nervensystems, Harmonisierung der autonomen Regulationssysteme;

Deutliche Optimierung der Herzratenvariabilität, deutliche Abnahme der Herzfrequenz, deutliche Abnahme der sympathischen Aktivität, deutliche Zunahme der parasympathischen Aktivität, deutliche Verringerung des Stressindex des kardiovaskulären Systems, Optimierung der Herzarbeit.

Eine weitere Komprimierung der getroffenen Schlussfolgerungen führt zu folgenden Kernaussagen:

Optimierung der Herzratenvariabilität, Optimierung und Harmonisierung des vegetativen autonomen Nervensystems, Erhöhung der Regulationsbreite des Organismus, Optimierung der Stoffwechselprozesse, Stressabfall des kardiovaskulären Systems und Stabilisierung der Basisgesundheit.

Die Spirovitaltherapie führt aufgrund der Anhebung von Sauerstoffangebot und Sauerstoffverwertung sowie darüber hinaus durch die Neutralisation von Sauerstoffradikalen – einerseits im Grundgewebe, andererseits in jeder einzelnen Körperzelle – zu einer Harmonisierung und Energetisierung aller Organsysteme, fungiert quasi als optimale Basistherapie, versetzt den Körper im Sinne von Naturheilverfahren, eventuell in Kombination mit klassischen, herkömmlichen Methoden, in die Lage, funktionelle Störungen und organische Affektionen gleichermaßen zu überwinden, mit anderen Worten, ubiquitäre Wirkungen zu entfalten.

Die Wirkmechanismen hierbei sind mit der Vermehrung von 2,3-Biphosphoglycerat, der Aktivierung von Cytochrom c-Oxidase, der Hemmung der NADPH-Oxidase und die vermehrte Bereitstellung von Reduktionsäquivalenten hinreichend erklärt.

2. Dermovitaltherapie (DVT)

2.1. Einführende Fallbeschreibung

„Vor 12 Jahren – ich war gerade 50 geworden – bekam ich zum ersten Mal Knieprobleme. Das rechte Knie schwoll stark an und ich hatte Schmerzen beim Gehen. Nach kurzer Zeit hielten die Schmerzen auch dann an, wenn ich das Knie nicht belastete, und wurden so stark, dass ich einen Orthopäden aufsuchte.

Dieser verschrieb mir entzündungshemmende und schmerzstillende Medikamente, die aber nur kurzdauernd für Schmerzfreiheit sorgten, sodass ich mich noch im selben Jahr einer Arthroskopie unterzog. Dabei wurde Knorpel geglättet, abgeschliffen und lose Knorpelteile entfernt. Die Diagnose lautete Arthrose. Man prophezeite mir, dass diese Krankheit nur schwer aufzuhalten und schon gar nicht zu heilen sei.

Nach einigen Jahren, die ich mehr oder weniger schmerzfrei verbrachte, traten dieselben Beschwerden wieder auf. Diesmal bekam ich eine Spritzenkur zum Knorpelaufbau verschrieben. Zunächst schien dies zu helfen. Die Schmerzen ließen zwar in Ruhe nach, aber bei Belastung – wie Treppensteigen und längere Spaziergänge – verstärkten sie sich erneut.

Sieben Jahre nach der ersten Arthroskopie wurden die Schmerzen immer schlimmer, meine Lebensqualität wurde zunehmend eingeschränkt. Die ganzen Jahre über war ich mit steigender Tendenz auf Schmerzmittel angewiesen. Es gab keinen Tag, an welchem ich schmerzfrei war. Ein Jahr später unterzog ich mich einer erneuten Operation mit dem niederschmetternden Ergebnis, dass der Knorpel zwar erneut geglättet werden konnte, aber auch wieder Teile entnommen werden mussten. Für die nähere Zukunft wurde mir die Notwendigkeit eines neuen künstlichen Kniegelenks vorhergesagt.

Nun reichte es mir endgültig, damit wollte ich mich nicht abfinden. War ich doch erst 58 Jahre alt!

So suchte ich nach alternativen Methoden und stieß durch Zufall auf den Stream. Bereits nach der ersten Benutzung über 5 Minuten konnte ich mein Knie wieder (vorübergehend) schmerzfrei bewegen, welches vorher schon nahezu versteift war. Im selben Jahr kaufte ich mir das Gerät und benutze es seitdem dreimal täglich. Inzwischen ist mein Knie wieder beweglich, ich kann lange Strecken laufen und ich bin seitdem nahezu schmerzfrei, sodass ich keine Schmerzmittel mehr brauche und keine orthopädische Praxis mehr von innen gesehen habe".

Soweit eine typische Krankengeschichte, die nachdenklich stimmt und zahlreiche Fragen aufwirft. Gibt es wirklich in vielen Fällen chronischer Krankheiten keine deutliche Besserung durch konventionelle, etablierte Heilverfahren? Was ist dran an den alternativen Methoden, sodass sie im Bewusstsein von zahlreichen betroffenen Patienten oft so viel besser abschneiden als die Schulmedizin? Und speziell: Was hat es mit dem Stream auf sich, dass solche Erfolge möglich werden?

2.2. Theoretischer Hintergrund

Alle höheren Lebewesen sind auf die ständige Bereitstellung von Energie angewiesen. Sie wird benötigt gleichermaßen für interne Stoffwechselprozesse und externe Leistungen (Aufbau-, Betriebs- u. Reparaturstoffwechsel, immunologische Abwehrreaktionen, Neutralisation von Radikalen, Zellteilung).

Diese Energie wird in der Regel im endogenen Stoffwechsel bereitgestellt, indem Elektronen von Donatoren (KH u. Fette der Nahrung) auf Akzeptoren (wie Sauerstoff der Atemluft) übertragen werden, wozu Katalysatoren (Sonnenlicht, Sensibilisatoren) benötigt werden.

In Ausnahmesituationen (Prävention, Krankheit, Funktionsstörung, Stress, Alter) kann eine zusätzliche Inkorporation künstlich erzeugter Energie (aktivierter Sauerstoff) sinnvoll und nützlich werden.

Die Somatovitalmethode ermöglicht die künstliche kurzfristige Anhebung von molekularem Sauerstoff der Außenluft ($^3O_2$) in den aktiven Singulettzustand ($^1O_2$), wozu ein Photosensibilisator, Licht und Sauerstoff notwendig sind. Dieser Zustand hält jedoch nur Bruchteile von Sekunden an, bevor der aktive Sauerstoff in den Grundzustand ($^3O_2$) zurück fällt. Dabei wird Energie frei, die an das umgebende Medium (Atemluft, Wasser, Haut, Schleimhaut) abgegeben wird und in den Körper gelangt.

Die drei wichtigsten Austauschflächen für die Übertragung extern erzeugter Energie in den Organismus stellen die Lungen (ca. 75 m^2), der Magen-Darm-Trakt (ca. 250 m^2) und die Haut (ca. 2 m^2) dar. Sie sind in die Varianten der Energetisierung des Körpers einbezogen, entweder allein oder in Kombination miteinander:

Spirovitalisierung SVT:	Energiezufuhr über die Atmung
Gastrovitalisierung GVT:	Energiezufuhr über den Magen-Darm-Kanal
Dermovitalisierung DVT:	Energiezufuhr über die Haut (Stream).

Bei der DVT wird nach demselben Prinzip wie bei der Spirovitalisierung Energie (Biophotonen) erzeugt, wobei als Ort der Generierung wie des Rückfalls theoretisch je zwei Möglichkeiten in Frage kommen.

Die Energetisierung des Sauerstoffs ($^3O_2 \rightarrow {}^1O_2$) könnte extern (außerhalb des Körpers) oder intern (innerhalb des Körpers) erfolgen, der Rückfall in den Grundzustand ($^1O_2 \rightarrow {}^3O_2$) ebenfalls entweder extern oder intern. Der genaue Mechanismus ist noch nicht vollständig aufgeklärt.

Die aus extern gebildetem $^1O_2$ (Singulett-Sauerstoff) extern freigesetzte Energie wird somit entweder direkt (transkutan) in oberflächennahe Strukturen verbracht oder der extern gebildete $^1O_2$ (Singulett-Sauerstoff) gelangt in oberflächennahe Strukturen und setzt dort bei dem Rückfall in den Grundzustand Energie frei oder Sauerstoff wird intern in den oberflächennahen Strukturen aktiviert und gibt die beim Rückfall in den Grundzustand frei werdende Energie auch hier wieder an die Umgebung ab.

Die transkutan inkorporierte bzw. im subkutanen Gewebe freigesetzte Energie kann ihre Wirkung erstens direkt vor Ort (Haut, Gefäßsystem) entfalten, d.h. auf das lokale Endothel, lokale Leukozyten und Makrophagen Einfluss nehmen. Zweitens breitet sie sich offensichtlich auch transzellulär in die weitere Umgebung aus und wirkt auf den lokalen passiven und aktiven Bewegungsapparat ein. Drittens wird sie nach heutiger Kenntnis in Wasserstoffbrücken gespeichert und über das venöse Gefäßsystem zur Epiphyse weitertransportiert mit Auswirkung auf das vegetative Nervensystem.

Zurückzuführen ist diese Energiespeicherung über die Bildung von Wasserstoffbrücken auf den Dipolcharakter des Wassermoleküls mit sowohl positiver (H) als auch negativer Ladungsverteilung (O), Voraussetzung für die Anziehung von entgegengesetzt geladenen Bereichen benachbarter Moleküle. Dadurch wird ihre kurzzeitige Aggregation möglich, indem jedes Wassermolekül kurz andauernde Brücken zu maximal vier weiteren Partnern bilden kann, sodass ständig Cluster (bis zu einigen Hundert Molekülen) auf- und abgebaut werden. Sie weisen ausgesprochen soziale Fähigkeiten wie Information, Kommunikation, Kooperation, Aktion, Reaktion und Toleranz auf. Wasser ist damit ein ideales bioaktives Medium für Signal-, Energie- und Informationsübermittlung sowie deren Speicherung.

Die bei dem Rückfall des aktivierten Sauerstoffs in den Grundzustand freiwerdende Energie (Biophotonen) führt einerseits zur vermehrten Bildung und Aktivität von Wasserstoffbrücken, andererseits speichern diese die freigesetzte Energie verstärkt in ihren Clustern.

2.3. Erfahrungen aus der Praxis

In insgesamt vier eigenen retrospektiven Erhebungen (nachträgliche Auswertung von Krankengeschichten) wurden die Effektivität, die Hauptindikationsbereiche und die Akzeptanz der Dermovitaltherapie analysiert.

Erhebung A umfasste 67 Protokolle von Patienten, sich selbst behandelnden Therapeuten, Sporttreibenden und Managern (Prävention), Alter 20 bis 90 Jahre (mit Häufung 40 bis 70 a), Geschlechterverteilung ca. 1 : 1. 180 Beschwerdeangaben (ca. 2,7 pro Person) beinhalteten etwa gleichermaßen organische wie funktionelle Aspekte.

Unter den funktionellen Beschwerden (84 insgesamt) machten 82 (98 %) Schmerzen, 2 Leistungsschwäche aus. Die Schmerzangaben bezogen sich je 21-mal auf den aktiven bzw. passiven Bewegungsapparat, 12-mal auf den Kopf, 8-mal auf den Magen-Darm-Kanal, 8-mal auf Sinnesorgane und Nervensystem, 2-mal auf das Herz, 2-mal auf die Zähne, 2-mal auf Menstruationsbeschwerden und 6-mal auf das Allgemeinbefinden.

Die entsprechenden Kennzahlen für organische Probleme betrafen 84-mal (von 96 insgesamt) akute Störungen (88%), 12-mal chronisch-degenerative Aspekte. 25-mal bezogen sie sich auf das Immunsystem bzw. Entzündungen im HNO-Bereich, 24-mal auf den Bewegungsapparat

(Verspannungen, Prellungen, Zerrungen, Verstauchungen und Muskelkater), 21-mal auf die Haut (Wunden, Dekubitus, Narben, Warzen und Pilzbefall), 7-mal auf Verletzungen (Gelenke, Knochen, Sehnen, Glaskörper des Auges) und 7-mal auf operative Eingriffe (vor allem im Zahnbereich).

Die Linderung bzw. Beseitigung von Schmerzen bei funktionellen Beschwerden (insgesamt 82 Angaben) bezog sich in 66 % auf den Bewegungsapparat und Kopfschmerzen, die Besserung akuter organischer Probleme (insgesamt 84 Angaben) in 92 % auf Bewegungsapparat, Haut, Schleimhaut und Zähne.

Mit gutem Erfolg kombiniert wurde die DVT mit der Spirovitaltherapie bei Tinnitus, Apoplex, Herzinfarkt, Bandscheibenproblemen, postoperativ und bei depressiver Stimmungslage.

Erhebung B bezog sich auf detaillierte Einzelfallberichte von 22 Patienten, insgesamt 27 Beschwerdebilder. Die Anwendungen betrafen 13-mal den Bewegungsapparat (Arthrose, Meniskopathie, Fersensporn, schnellender Finger, LWS, Knieverletzung, Tendovaginitis), 7-mal Entzündungen/Wunden (Haut, Nasennebenhöhlen, Atemwege, Zähne, Mittelohr), 4-mal Schmerzen (allgemein, Muskulatur, Gelenke), 1-mal Tinnitus, 1-mal „Allgemeine Entgiftung“ und 1-mal Prostatahypertrophie.

Der Erfolg wurde in allen Fällen mit „gut“ bis „sehr gut“ eingeordnet.

In 6 Fällen wurde eine Kombinationstherapie mit der Spirovitaltherapie und/oder der Gastrovitaltherapie angewandt.

In *Erhebung C* waren die Stellungnahmen von behandelnden Therapeuten zu einer objektiven Beurteilung der DVT-Behandlungserfolge bei ihren Patienten erfragt. 3 Ärzte, 1 Heilpraktiker, 1 Sachverständiger beteiligten sich bei der Erfassung.

Als bevorzugte Indikationen wurden mitgeteilt: Degenerative und entzündliche Erkrankungen der großen Gelenke; Schmerzen am Bewegungsapparat; Arthrose; Tendinitis; Schmerzen im Bereich von Sehnenansätzen; Tennisellenbogen; Muskelschmerzen; HWS-Syndrom; Sinusitis; Zahnextraktion.

Damit ergaben sich als erfolgreiche Anwendungsgebiete: Bewegungsapparat (Entzündung, Degeneration, Schmerzen, Beweglichkeit; gleichermaßen im Bereich von Knochen, Knorpel, Muskeln, Sehnen, Bändern und Kapseln), Atemorgane (Nasennebenhöhlen, Bronchitis, Erkältung) und Zähne (Zahnfleischentzündungen, Schmerzen, Extraktion).

Erhebung D erfasste publizierte Anwendungserfolge der Dermovitaltherapie bei Tieren (Literaturauswertung). Der Vorteil im Vergleich mit Humanstudien wurde im Wegfall möglicher Plazeboeffekte gesehen.

Im ersten Fall handelte es sich um ein wertvolles Rennpferd, welches aufgrund einer tiefen eitrigen Schnittwunde am Ballen über längere Zeit trotz mehrerer konventioneller Therapieversuche (Heilsalbe, Operation) nicht mehr wettkampftauglich war. Nach Anwendung einer Kombinationstherapie von DVT, Spirovital- und Gastrovitaltherapie schnelle subjektive und objektive Besserung, baldige Ausheilung und erfolgreiche Rückkehr in den Wettkampfbetrieb.

Ein 12-jähriger Hund litt zunehmend unter arthrotischen Beschwerden bei beginnender Lähmung der Hinterläufe und starker Darmträgheit infolge der Immobilisierung. Seit Anwendung der DVT litt er spürbar unter weniger Schmerzen, sein Aktionsradius erweiterte sich, die Beweglichkeit nahm zu, die Darmträgheit besserte sich auffallend.

Alle vier Studien zeigen eine hohe Akzeptanz bei den Betroffenen. Innerhalb von kurzer Zeit (nach wenigen Anwendungen) stellten sich bereits Besserungen ein, gerade auch bei Vorliegen chronischer Erkrankungen, insbesondere deren akuten, entzündlichen, schmerzhaften Schüben, und dies, obwohl sich zuvor trotz massiver Anwendung konventioneller Therapieverfahren keine Besserungen – weder in objektiver noch in subjektiver Hinsicht – ergeben hatten.

Die meistzitierten Erfolge bezogen sich gleichermaßen auf funktionelle und organische Beschwerden, organbezogen auf den Bewegungsapparat, das Immunsystem, die Atemorgane und die Zähne, diagnosebezogen auf Arthrosen, Gelenke, Entzündungen, Verletzungen, Bronchitiden, NNH-Affektionen, Tinnitus und Zahnschmerzen, postoperativ und Parodontose-bedingt. Der DVT-Effekt trat verstärkt bei akuten Problemen auf, insbesondere bei gleichzeitigem Vorliegen von Schmerzen.

Die Dermovitaltherapie scheint vor allem lokal Haut und Schleimhäute sowie nahegelegene Strukturen (Muskelgewebe, Gelenke, NNH, Gefäßendothel) und (über das Gefäßsystem) vegetative Zentren (Epiphyse) beeinflussen zu können, einerseits über eine verstärkte Freisetzung von Sauerstoff aus den Erythrozyten, andererseits über dessen bessere Utilisation in den Kraftwerken der Zelle (Mitochondrien), vor allem jedoch über die Regulation der den Zellstoffwechsel maßgeblich bestimmenden Sauerstoffaktivierung bzw. durch die Deaktivierung von reaktiven Sauerstoffspezies ROS.

2.4. Wissenschaftliche Studien

a. Lindgard et al., 2001:

An 26 Herztransplantaten zwischen Ratten und Hamstern wurde postoperativ an 4 Tagen das Verhältnis von Kreatinphosphat PCr zu Adenosintriphosphat ATP (Hinweis für Energiestatus und ROS-Produktion) gemessen. Aufteilung in 5 Gruppen (Kontrolle, Bestrahlung nur während Entnahme, Bestrahlung zusätzlich vor der Reperfusion, Bestrahlung zusätzlich vor den jeweiligen Messungen an den nächsten 4 Tagen, Bestrahlung zusätzlich nach den Messungen). Die Bestrahlungen erfolgten für jeweils 5 Minuten mit SOE-Photonen (skandinavische Variante der Dermovitaltherapie).

Das beste Ergebnis ergab sich in Gruppe 3 (Bestrahlung während der Entnahme, während der Reperfusion und jeweils vor den Messungen): PCr/ATP = 1,94/1,40 (p = 0,02). Eindeutig ergab sich eine Besserung des Energiestatus bei gleichzeitiger (infolge der ?) Verminderung der ROS-Produktion.

b. Lukes et al., 2003:

Ratten wurden Hamsterherzen transplantiert. Die Ischämie-Zeit zwischen Entnahme und Reperfusion betrug maximal 10 Minuten, die Ischämie-Zeit insgesamt max. 30 min (zwischenzeitlich Lagerung in 0,9 %-NaCl-Lösung bei 4°C). Experiment 1: Gruppe A (n = 7), SOE vor Reperfusion; Gruppe B (n = 8), Kontrolle ohne SOE. Experiment 2: Gruppe 1 (n = 5): SOE vor Reperfusion; Gruppe 2 (n = 6): SOE nach Reperfusion.

Die Überlebenszeit war in allen 4 Gruppen gleich. Im Experiment 1 war am Tag 1 das Verhältnis von PCr/ATP in Gruppe A höher als in Gruppe B (1,99 ± 0,12 vs.1,43 ± 0,08; s = 0,007). Im Experiment 2 verhielt es sich ähnlich (PCr/ATP in G1 vs. G2 = 1,94 ± 0,16 vs. 1,40 ± 0,11; s = 0,009).

Für eine effektive Erhöhung des bioenergetischen Status muss die SOE-Applikation vor der Reperfusion erfolgen. Das PCr / ATP-Verhältnis als Indikator für das Potential der zellulären Phosphorylierung ist ein guter Index für eine ausgeglichene Balance zwischen Energie-Produktion und -Verbrauch. Geringe Mengen Photonen bewirken eine Modifikation des zellulären Verhaltens, große Mengen wirken cytotoxisch. Die Cytochrom c-Oxidase und die NADH-Dehydrogenase sind sensitiv für photoexcitatorische Prozesse.

c. Schjelderup, Stadheim, Thorkildsen, o. J.:
Diese Studie umfasst 60 Kinder mit Asthma im Alter von 1 bis 12 Jahren, die mit SOE behandelt wurden (Aufbringen auf spezielle Akupunkturpunkte, jeweils 30 Sekunden Expositionsdauer, 2 Serien von jeweils 6 Behandlungen im Abstand von 2 bis drei Monaten, 2 bis 3 Behandlungen wöchentlich).

85 Prozent der Kinder waren nach der Behandlung frei von Asthma oder zumindest stark gebessert. Der therapeutische Effekt hielt in allen Fällen mindestens 1 Jahr an. Es gab keinerlei Nebenwirkungen. In einer Folgestudie mit 134 Kindern erreichten alle 4 Therapeuten ähnlich gute Effekte.

d. Lindgard et al., 2003:
Als Studienobjekte dienten Rectus Femoris-Präparate von Ratten, welche über 5 h einer Ischämie-Exposition unterzogen wurden (4 Gruppen + Kontrolle à je 6 Präparate: NaCl, Perfadex, NaCl + SOE, Perfadex + SOE). Die SOE-Applikation erfolgte über 3 x 10 min (Anfang, Mitte, Ende der Ischämie).

Während der ATP-Gehalt nach der Ischämiephase in der bestrahlten Gruppe gering weniger abfiel als in der nichtbestrahlten Gruppe (von 18,0 ± 1,3 µmol/g Trockengewicht auf 5,0 ± 0,6 bzw. 4,0 ± 0,6), war der

Unterschied beim PCr-Abfall statistisch hochsignifikant (von 82,5 ± 3,8 µmol/g Trockengewicht auf 2,1 ± 0,2 bzw. 0,4 ± 0,2; $p = 0{,}006$).

Die PCr- und ATP-Spiegel liegen nach SOE-Applikation statistisch signifikant höher als ohne sie. Singulett-Sauerstoff-gesteuerte Energie verbessert eindeutig den muskulär-zellulären Energiestatus.

e. Lundberg, 2002:
Muskelpräparate von Ratten erhielten eine SOE-Applikation vor Ischämie u. vor, bei Beginn und 3 x während Reperfusion (je 5 min) (Testgruppe TG, n = 10). Untersuchte Parameter waren PCr und ATP. Die Ergebnisse wurden verglichen mit den Werten einer Kontrollgruppe ohne Bestrahlung (KG, n = 10).

Während der Ischämiephase war der PCr-Wert für beide Gruppen gleich (26 %), der ATP-Wert lag in der bestrahlten Gruppe signifikant höher (71 % gegenüber 51 %, $p < 0{,}05$). Während der Reperfusion lag der PCr-Wert in der nichtbestrahlten Gruppe bei 57 %, in der bestrahlten Gruppe deutlich höher bei 79 % ($p < 0{,}05$). Die entsprechenden Werte für ATP waren 51 bzw. 72 % ($p < 0{,}05$).

Die Singulett-Sauerstoff-bewirkte Energetisierung führte zu deutlich höheren Werten von PCr und ATP sowohl während Ischämie als auch in der Reperfusionsphase. In der Testgruppe kam es zu einer Reduktion von reaktiven Sauerstoffspezies, gleichbedeutend mit einer Anhebung des zellulären Energiestatus.

2.5. Zusammenfassung

Als entscheidendes Prinzip der Somatovitaltherapie wird die Inkorporation der beim Rückfall von künstlich erzeugtem aktiviertem Sauerstoff (Singulett-Sauerstoff, $^1O_2$) in den molekularen Grundzustand ($^3O_2$) freiwerdenden Energie (Biophotonen) in den Körper verstanden.

Bei der Spirovitaltherapie (SVT) erfolgt sie mit der Einatemluft, bei der Dermovitaltherapie (DVT) über die Haut. Bei der DVT bezieht sich die Wirkung zunächst auf das Gewebe direkt vor Ort (Epidermis, Dermis, Endothel und Inhalt der Hautgefäße), weiter auf die Umgebung der lokalen Applikationsstelle (aktiver und passiver Bewegungsapparat) sowie (über die Speicherung in Wasserstoffbrücken und ihren Transport über das Gefäßsystem) auf entfernte Organe (Epiphyse, vegetatives Nervensystem).

Diese theoretischen Überlegungen ließen sich durch praktische Anwendungsstudien gut belegen (subjektive und objektive Behandlungserfolge vor allem bei funktionellen chronischen Beschwerden (Schmerzen allgemein, Schmerzen des Bewegungsapparates, Kopfschmerzen, Bewegungseinschränkungen) sowie bei akuten organischen Beschwerden (Entzündungen, Verletzungen, Wunden, insbesondere von Bewegungsapparat, Haut, Schleimhäuten und Zähnen).

Als zugrunde liegende physiologisch-biochemische Mechanismen dieser gesundheitspositiven Auswirkungen konnten die DVT-induzierte Verstärkung der O_2-Freisetzung in den Erythrozyten (Aktivierung von 2,3-Biphosphoglyzerat), die erhöhte O_2-Nutzung in den Mitochondrien (Aktivierung der Cytochromoxidase) und vor allem die Harmonisierung der Bildung und Neutralisation von stoffwechselaktiven Radikalen (Hemmung der NADPH-Oxidase) sowie eine erhöhte Bereitstellung von Reduktionsäquivalenten herausgearbeitet werden. Die DVT bildet einerseits für viele, mit herkömmlichen Behandlungsmethoden nur schwer bzw. nicht beeinflussbare Leiden eine effektive Alternative zur Erhöhung der Lebensqualität, andererseits bietet sie eine gute Soforthilfe bei akuten Symptomen mit der begründeten Aussicht auf eine schnelle Regeneration.

3. Gastrovitaltherapie (GVT)

3.1. Einführende Fallbeschreibung

L. H., Mittfünfziger, chronisch-obstruktive Lungenerkrankung (COPD). FEV_1 mit ca. 35 %, p_aO_2 mit ca. 65 mmHg deutlich unter Normwert, mittelschwere Gasaustauschstörung, Überblähung der Lunge. Sauerstofftherapie ärztlicherseits dringend empfohlen, aus Angst vor zu starker bleibender Abhängigkeit abgelehnt.

„Schlechtes subjektives Befinden trotz umfassender Therapiemaßnahmen (Medikamente, Atemtherapie, Akupunktur, Lungensport). Weitere Verschlechterung nach Medikamentenumstellung bei zusätzlich bestehendem Glaukom. In dieser eher depressiven Stimmungslage Kontakt mit der Spirovitaltherapie (Energiezufuhr über die Atmung), Teilnahme an einer Studie trotz großer Skepsis.

Schon nach der ersten Anwendung subjektiv deutliche Besserung der Symptomatik, weiterer positiver Anstieg des subjektiven Befindens nach den nächsten Sitzungen. Auf Hinweis zur zusätzlichen oralen Zufuhr des durch den aktivierten Sauerstoff angeregten Wassers nach der Spirovitalisierung (Einatmung der beim Rückfall von energetisiertem Sauerstoff in den Grundzustand freiwerdenden Photonenenergie) deutlicher zusätzlicher positiver Befindensschub in subjektiver und objektiver Hinsicht. Trotz ungünstiger Wetterlage (nach Aussage von „Leidensgenossen") keine Einschränkung der Leistungsfähigkeit, ganz im Gegenteil, gutes Befinden auch bei körperlicher Belastung und entsprechend guten Werten von p_aO_2 und FEV_1."

Auch wenn keine gezielten Studien bezüglich eines alleinigen Einsatzes von durch aktivierten Sauerstoff angeregtem Wasser und/oder eines zusätzlichen Effektes bei dessen oraler Einnahme nach ausgeführter Spirovitalisierung existieren, vermitteln die Aussagen vieler Endanwender und Therapeuten diesen Eindruck, sodass eine wissenschaftliche Erörterung zur möglichen Wirkweise der Gastrovitaltherapie durchaus gerechtfertigt erscheint.

3.2. Lebenselixier Sauerstoff

„Maximale Sauerstoffaufnahme: Bruttokriterium der körperlichen Leistungsfähigkeit“ oder „Ohne Sauerstoff kein Leben“. Beide Aussagen deuten daraufhin, dass eine kontinuierlich ausreichende Anwesenheit von Sauerstoff die Voraussetzung für alle Stoffwechselvorgänge in höheren lebenden Organismen darstellt. Ein 70-jähriger Mensch hat im Laufe des Lebens ca. 120 Tonnen Sauerstoff veratmet, davon ca. 15 Tonnen verstoffwechselt.

Der Sauerstoff der Luft (molekularer Sauerstoff $^3O_2$) ist allerdings träge, für biologische Reaktionen (Energieerzeugung, Regulation von Lebensfunktionen, Abwehr von Krankheitserregern) muss er zunächst aktiviert werden, wobei toxische Radikale entstehen. Diese Homöostase zwischen Aktivierung und Deaktivierung, zwischen Nutzen und Schaden kann aus den unterschiedlichsten Gründen gestört sein (Stress, Krankheiten, Alterungsprozesse, Umweltschadstoffe, UV-Strahlung, Rauchen). Resultat sind Sauerstoffprobleme: einerseits Sauerstoffmangel (durch Stress, mit zunehmendem Alter, bei vielen Krankheiten), andererseits Radikalenüberfrachtung (Schadstoffeinwirkung, UV-Strahlung, Nikotinabusus).

Sauerstoff zeigt sich janusköpfig: einerseits stellt er ein unentbehrliches, energieliefernde s, immunstimulierendes, regenerierendes, regulatives Lebenselement dar. Andererseits wirkt er radikalenbildend, destruktiv, zellschädigend bis hin zu Kanzerogenität.

3.3. Wasser – universelles bioaktives Medium

Ohne Wasser kein Leben! Die Ursprünge allen Lebens liegen im Wasser, alle lebenden Organismen bestehen hauptsächlich aus Wasser (Mensch: 60–75 Prozent, je nach Lebensalter, Geschlecht und Fettgehalt). Der Wassergehalt der einzelnen Organe macht 10 (Fettgewebe) bis 83 Prozent (Blut) aus; Herz, Lungen, Muskulatur und Gehirn liegen dazwischen.

Bei einer täglichen Aufnahme von 2,5 Liter ist der Wassergehalt des Körpers theoretisch in knapp 3 Wochen total ausgetauscht. Im Laufe des Lebens werden etwa 65 m^3 (Tonnen) aufgenommen.

Wasser ist an allen biologischen Vorgängen der Natur beteiligt. Der größte Teil aller Stoffwechselreaktionen findet in wässrigen Lösungen statt. Als Lösungsmittel transportiert es Nähr- und Mineralstoffe,

Eiweißkörper, Hormone und andere niedermolekulare Verbindungen. Die Strukturkomponenten des Körpers werden durch Wasser stabilisiert. Es verleiht den einzelnen Organen einerseits Form und Festigkeit, andererseits Elastizität. Wasser ist das Medium, in welchem die aus den Nährstoffen freigesetzte Energie transportiert und teilweise (in Wasserstoffbrücken) gespeichert wird.

Wasser reguliert und stabilisiert alle mit der Energieerzeugung verbundenen Vorgänge in den Zellen, einschließlich Atmungskette und ATP-Synthese. Zuständig ist es auch für die Funktionserhaltung der Ionenkanäle in den Zellen. Wasser fungiert als zentrales bioaktives Medium für die Signal-, Informations- und Energieübertragung. Elektromagnetische Informationen kann es über längere Zeit speichern und bei Bedarf an andere Wassermoleküle bzw. auch andere Moleküle weitergeben.

Wasser ist in Abhängigkeit von seinem Energiestatus photonenaktiv. Bei Sonnenexposition kann es Photonen bzw. Lichtquanten aufnehmen und gegebenenfalls speichern (Gedächtnisfunktion).

Grundlage dieser lebensspendenden wie lebenserhaltenden Funktionen ist die besondere Struktur von Wassermolekülen. Das einzelne Wassermolekül besteht aus zwei Wasserstoffatomen, welche über kovalente Einfachbindungen asymmetrisch an ein Sauerstoffatom gebunden sind. Grund für die elektromagnetische Asymmetrie ist die spezifische Verteilung der Elektronen, die vom elektronegativeren Sauerstoff stärker als von den Wasserstoffatomen angezogen werden. Man spricht vom Dipolcharakter des Wassermoleküls (V-Form, Winkel 104,5°), wodurch Wasser einzigartige biophysikalische Eigenschaften entwickelt, konkret ein hochpotentielles Profil von Materie und Energie.

Diese besondere Eigenart von Wasser (Dipol) bewirkt die Bildung von Wasserstoffbrücken (die unterschiedlichen Elektroladungen von Wasserstoffatomen und Sauerstoffatomen ziehen jeweils anders geladene Atome an). Wasserstoffbrücken verbinden einzelne Wassermoleküle miteinander, jeweils ein Wassermolekül vier andere.

Damit entsteht ein unregelmäßiges Netzwerk (Syncytium) von über Wasserstoffbrücken gebundenen Wassermolekülen, wobei – unter energetisch günstigen Bedingungen – ein dauernder Aufbau, Abbau und Umbau von großen Aggregaten (Clustern) stattfindet (Lebensdauer einer

Wasserstoffbrückenbildung ca. 10^{-11}sec). Über diese Clusterbildung werden Wassermoleküle befähigt, miteinander zu kommunizieren, zu signalisieren, zu kooperieren, zu informieren, zu agieren, zu reagieren.

Über Wasserstoffbrücken energetisiertes Wasser bedeutet einen Zuwachs an kinetischer Energie, ein erhöhtes Energiepotential und die Fähigkeit, wichtige Bioreaktionen des Körpers (vegetatives Nervensystem, Säure-Basen-Status) auf subatomarer, atomarer, molekularer, zellulärer und letztlich organischer Ebene zu regulieren („Gesundheit").

Die hohe Reaktionsfähigkeit von Wasser aufgrund von Wasserstoffbrücken ist die Grundlage für die Modifizierung der Eigenschaften von Makromolekülen (Nukleinsäuren, Proteine, Kohlenhydrate), für die Selbstorganisation biologischer Strukturen (Faltung von Nukleinsäuren und Proteinen, Bildung von Quartärstrukturen), für die Ermöglichung zahlreicher biologischer Reaktionen (Spaltung, Bindung, Hydrolyse, Kondensation) und für die Gewährleistung einer konstanten Homöostase trotz ständiger Änderungen des äußeren Milieus.

Krankheit, Befindensstörungen, Stress bedeuten im Gegensatz dazu ein energetisches Ungleichgewicht, ein Energiedefizit auf zellulärer Ebene, insbesondere der Zellmembranen und damit funktionelle und/oder morphologische Störungen, Folge der geschädigten Clusterstruktur des Wassers.

Ähnlich wie Sauerstoff muss Wasser aktiviert werden (Clusterbildung über Wasserstoffbrücken), um seine vielfältigen Aufgaben im Zusammenhang mit einer optimalen Homöostase aller Lebensvorgänge wahrnehmen zu können. Warum also sollte es nicht möglich und sinnvoll (im Sinne von Gesundheit) sein, in bestimmten Situationen die natürlichen Vorgänge zu imitieren und zu ergänzen, nämlich Wasser über von künstlich aktiviertem Sauerstoff freigesetzte Photonen anzuregen und dieses dem Organismus über den Magen-Darm-Trakt in Form von Trinkkuren anzubieten?

3.4. Verdauungssystem

Es besteht aus dem eigentlichen Verdauungstrakt (Mund, Rachen, Speiseröhre, Magen, Dünn- und Dickdarm, After) und den dazugehörigen exkretorischen Drüsen (Speicheldrüsen, Leber, Pankreas).

Durch die Übernahme vielfältiger Aufgaben (Verdauung, Transport,

Resorption; immunologische Kontaktfläche; größtes endokrines Organ; Informationsaufnahme, Informationsübertragung, Kontakt und Kommunikation mit der Außenwelt) wird der Magen-Darm-Trakt zu einem multifunktionellen Organsystem mit einer fundamentalen Schlüsselstellung und einer zentralen Bedeutung für eine konstante physiologische Homöostase. Mit seinen vielen aufgabenspezifischen Zelltypen, seinem ausgedehnten Kapillarsystem, seiner immunologischen Kapazität und seiner ubiquitären Nervenanbindung stellt er ein besonders eindrucksvolles effizientes Netzwerk dar.

Vordergründige Aufgabe des Verdauungssystems ist die Aufnahme und Aufspaltung der Nahrung bis in resorbierbare Einzelbestandteile sowie das Ausscheiden der unverdaulichen *Reste*. In einem ersten Schritt (Essakt) wird Nahrung mit einer hochkomplexen Vielfalt von Molekülen aufgenommen, darunter große Polymere und körperfremde, möglicherweise toxische oder zumindest allergene Stoffe. Der zweite Schritt (Verdauung) wird durch mechanische Prozesse (Zerkleinerung, Durchmischung, Transport) eingeleitet und mit der Zumischung von Verdauungssäften und darin enthaltenen Enzymen fortgesetzt (hydrolytische Spaltung von Kohlenhydraten, Fetten und Proteinen). Die Endprodukte der Verdauung (Monosaccharide, Glycerin, Fettsäuren, Aminosäuren, Nucleotide) werden zusammen mit Wasser, Elektrolyten, Spurenelementen und Vitaminen in einem dritten Schritt aus dem Darmlumen über die Schleimhaut in Blut oder Lymphe aufgenommen (resorbiert). Der vierte Schritt beinhaltet die Ausscheidung unverdauten Materials aus dem Verdauungstrakt mit dem Stuhl (nicht resorbierte Anteile der Nahrung, bestimmte Darmbakterien, ausgewählte Produkte des Bakterienstoffwechsels, Stoffwechselendprodukte).

Die *Leber* gilt als zentrale Stelle im Zwischenstoffwechsel (Zwischenstation der zwischen Darm und Leber eingeschalteten Pfortader und dem allgemeinen Kreislauf; Gewährleistung einer weitgehend konstanten Nährstoffkonzentration im peripheren Blut aufgrund einer situationsangepassten portal-peripheren Differenz; exkretorische Drüsenfunktion; Entgiftung körpereigener wie körperfremder Stoffe).

Ihr Durchschnittsgewicht von ca. 1.500 Gramm (schnell variabel durch die Einlagerung von Glykogen bzw. dessen Abgabe) bezieht sich zu etwa 70 Prozent auf Wasser, ihre zellulären Elemente machen ca. 78 Prozent aus (hauptsächlich die für den Kohlenhydratstoffwechsel verantwortlichen Hepatozyten; weiter Endothelzellen und Kupffer-Zellen mit Peroxidasen und Hämoxygenasen, verantwortlich für die diversen Entgiftungsmechanismen).

Der Magen-Darm-Trakt weist einen ausgedehnten Stoffwechsel auf. Grundvoraussetzungen dafür stellen einerseits seine komplexe anatomische Strukturierung, andererseits seine differenzierte und diversifizierte biochemische und neuronale Ausstattung sowie seine immense funktionelle Kapazität dar.

Einige *statistische Zahlen* mögen dies verdeutlichen: Der tägliche Einstrom von Flüssigkeit in den Magen-Darm-Trakt beträgt ca. 9 Liter (2 l über Nahrung und Getränke, 7 l aus Speicheldrüsen, Leber und Pankreas bzw. spezifischen Zellen in der Mucosa von Magen und vor allem von Dünndarm). Die tägliche Rückresorption entspricht nahezu dem Einstrom (hauptsächlich aus Dünndarm knapp 8 l, Dickdarm ca. 1 l). Die maximale Resorptionsquantität für Wasser wird auf ca. 3 Liter pro Stunde (18 l täglich) beziffert. Die Länge des Dünndarms (Hauptort für Verdauung und Resorption) beläuft sich auf ca. 280 cm, sein Durchmesser auf ca. 4 cm, seine innere Oberfläche auf ca. 0,33 m^2. Durch die anatomische Strukturierung in Falten, Zotten und Mikrovilli vergrößert sich die Oberfläche um das 3- (1 m^2), 30- (10 m^2) bzw. 600-Fache (200 m^2).

Der *Stoffwechsel* von ruhenden Speicheldrüsen ist ähnlich hoch wie von Nierenzellen, bei Stimulation während des Essvorgangs steigt er weiter bis zum 20-Fachen an. Der von den Epithelzellen des Magens ständig abgegebene Schleim (ca. 15–20 ml/h in Ruhe) stellt zwar einen gewissen Schutz vor der für die Eiweißverdauung notwendigen Salzsäure (die ständig produziert wird) dar, dennoch bedeutet diese eine kontinuierliche Schädigung der Schleimhaut, sodass etwa alle 3 Tage ihre vollständige Erneuerung erfolgt, verbunden mit einem hohen Sauerstoffbedarf. Die Hauptzellen des Magens produzieren das für die Eiweißverdauung notwendige Pepsinogen, die Parietal- bzw. Belegzellen die Salzsäure, eine besonders stoffwechselintensive Leistung. Etwa 75 Prozent der für die Darmarbeit benötigten Energie dient der Bildung von Enzymen, etwa 10 Prozent für den Ionentransport. Die Leber mit ihrer außerordentlichen metabolischen Aktivität (pro Zelle ca. 1.000 bis 3.000 Mitochondrien, mehrere Millionen Ribosomen), beansprucht ca. 25 Prozent des gesamten Blutauswurfs des Herzens, etwa 15 Prozent der gesamten Energieproduktion. Die Resorption der im Verdauungsprozess aufgeschlüsselten Nahrungsbestandteile durch die Enterozyten im Dünndarm erfordert ebenfalls einen extrem intensiven Stoffwechsel (dementsprechend hoher Sauerstoffbedarf, hohe Zellteilungsrate, Erneuerung der gesamten Darmoberfläche in 3–5 Tagen). Für Peristaltik, Enzymproduktion und aktiven Transport der Nahrungsbestandteile durch den Magen-Darm-Trakt werden, je nach Ernährungsweise, zwischen 6 und 30 Prozent der mit der Nahrung zugeführten Energie (etwa 12 Prozent des Gesamtsauerstoffs bei einem Anteil an der Gesamtkörpermasse von 2 Prozent) benötigt.

Über die Verdauungsfunktionen hinaus stellt der Intestinaltrakt in quantitativer wie funktioneller Hinsicht den wesentlichen Anteil am Immunsystem des Körpers dar. Das *darmassoziierte Immunsystem* (gut associated lymphoid tissue, GALT) ist von zentraler Bedeutung für die Aufnahme und Prozessierung von Antigenen und die Sekretion von Antikörpern. Es reguliert fein abgestimmte immunologische Vorgänge, garantiert die Homöostase der gastrointestinalen Abwehr.

Mit der Flüssigkeitszufuhr und der Nahrungsaufnahme gelangen große Mengen Mikroorganismen in den Verdauungskanal. Dazu kommen Erreger aus der Mundhöhle und den Atemwegen. Zur Abwehr stehen dem Organismus unspezifische und spezifische Mechanismen zur Verfügung (Produktion von zähem Schleim, in welchem die Erreger „steckenbleiben“; Abtötung durch die von den Parietalzellen (Belegzellen) des Magens gebildete Salzsäure; metabolischer Angriff durch spezifische IgE-vermittelte Enzyme wie Eikosanoide, Serotonin und Histamin; besonders effektive Vernichtung durch die Aktivität des GALT).

Das GALT macht etwa 20–25 Prozent der Dünndarm-Mucosa, ca.

50 Prozent aller lymphatischen Zellen aus. Es umfasst an Zellen Lymphozyten, Plasmazellen und Makrophagen in der Lamina propria und zwischen Epithelzellen, an Zellansammlungen die Lymphfollikel der Mucosa und die Peyer´schen Plaques. Im Detail werden nach Transcytose durch M-Zellen (Microfold-Zellen) aufgenommene antigene Makromoleküle internalisiert, prozessiert und zusammen mit MHC-II-Molekülen (Haupt-Histokompatibilitäts-Komplex) intraepithelialen T-Lymphozyten (CD-4-T-Zellen, T-Helfer-Zellen) präsentiert. Diese produzieren Interleukine (IL 4, IL 5) und/oder aktivieren IgM-enthaltende B-Lymphozyten, welche über mesenteriale Lymphknoten die Blutbahn erreichen und in sekundären Lymphorganen (z.B. Milz) weiter differenzieren. Danach gelangen sie wieder in den Darm, wo sie sich in der Mucosa ansiedeln. Bei erneutem Zusammentreffen mit den ursprünglichen Antigenen reifen sie zu IgA-produzierenden Plasmazellen, welche durch die Epithelzellen hindurch auf die dem Darmlumen zugewandte Seite der Schleimhaut transportiert werden und dort die Aufnahme bakterieller Toxine, Viren und Bakterien vermindern (orale Immunität).

3.5. Wirkung aktivierten Sauerstoffs bzw. Wassers auf den Intestinaltrakt

Die Auswirkungen der alleinigen Anwendung der Spirovitaltherapie (Einatmung von bei dem Rückfall künstlich aktivierten Sauerstoffs in den Grundzustand freiwerdenden Biophotonen) sind unter IV.1. ausführlich dargelegt. Eine Auswertung von Patientenangaben ergab ihren erfolgreichen Einsatz bei Krankheiten des Nervensystems, der Atemwege, des Herz-Kreislauf-Systems, des Bewegungsapparats, des Hormonsystems, bei Stoffwechselkrankheiten, bei Schmerzen, bei Augenerkrankungen und bei Immunschwäche. Zusätzlich wurde der Energiestatus (Leistung, Aktivität, Belastbarkeit, Kraft, Motivation), das Wohlbefinden (Schlafqualität, Stimmung, Atmung, Verdauung, Schmerzen, Immunlage), die Regeneration (Vertiefung, Beschleunigung, Entspannung, Pulsberuhigung) sowie das Sinnessystem (Geruch, Sehkraft, Haut, Schwindel) positiv beeinflusst. Diese Einschätzung teilten übereinstimmend die betreuenden Therapeuten.

Über die alleinige Anwendung von durch aktivierten Sauerstoff angeregtem Wasser bei Menschen gibt es keine verlässlichen statistischen

Angaben, wohl aber einige Beschreibungen von dessen überzeugender Effektivität bei Tieren, insbesondere Fischen (die mit Sicherheit keinem Placebo-Effekt unterliegen).

So wird in einem Fall berichtet von wiederholten Zusätzen solchermaßen angeregten Wassers in einem Aquarium, woraufhin sich einerseits die Aktivitäten der Fische stark steigerten (keine Aggression), andererseits ihre Farben an Leuchtkraft stark zunahmen.

In einem anderen Beispiel wurden in wiederholten Versuchsreihen dem Aquariumwasser (bestückt mit Goldfischen) giftige Substanzen zugesetzt, wobei die Tiere der Kontrollgruppe zunehmend apathisch bis zum Todeseintritt wurden, die Teilnehmer der Testgruppe (mit ständiger Durchperlung von aktiviertem Sauerstoff) sich ohne bleibende Schädigungszeichen schnell erholten.

Ein weiterer Bericht beschreibt ein hochgehandeltes Turnierpferd mit stark angeschlagenem Immunsystem und kontinuierlich abfallender Leistung, welches trotz vielfacher konventioneller Therapieversuche nicht genas und nach Einsatz der Gastrovitaltherapie innerhalb kurzer Zeit regenerierte.

Der kombinierte Einsatz von Spirovital- und Gastrovitaltherapie wird häufig praktiziert. Nicht nur, dass sich das Trinken des angeregten Wassers aus ökonomischen und Praktikabilitätsgründen anbietet, die Anwender beschreiben bei den unterschiedlichsten Krankheiten und funktionellen Störungen ebenso wie in der Prävention und im Zusammenhang mit sportlichen Aktivitäten übereinstimmend eine zusätzliche Wirkung. Diese lässt sich aus der bisher vorliegenden Datenlage wissenschaftlich-statistisch (noch) nicht weiter analysieren, dennoch ist von diesem subjektiv beschriebenen Effekt auszugehen, zumal dies in guter Übereinstimmung zu den theoretischen Reflexionen steht.

In der Literatur finden sich viele Beschreibungen über den Einsatz von „Sauerstoffwässern" (künstliche, zusätzliche Erhöhung des Sauerstoffanteils von 4–6 mg/l in Leitungswasser bzw. 8–14 mg/l in gutem Quellwasser auf 40–60 mg/l), wobei „Erfinder", Produzenten und zahlreiche Anwender geradezu euphorisch über die subjektiven und objektiven positiven Wirkungen berichten, ein Teil der medizinischen Fachgesellschaften und Verbraucherschutzverbände sich dagegen sehr kritisch dazu äußern.

Bei Berücksichtigung der Tatsache, dass sich die zugrundeliegenden Prinzipien und Herstellungsweisen stark von der Gastrovitaltherapie GVT unterscheiden (hier Anreicherung von molekularem Sauerstoff in Wasser, da Übertragung von Biophotonen bzw. deren Energie aus aktiviertem Sauerstoff in Wasser zur verstärkten Bildung von hochenergetischen Wasserstoffbrücken), sollen und können die Ergebnisse von herkömmlichen Sauerstoffwassertherapien nur in einer ersten Annäherung auf die GVT übertragen werden, insbesondere dort, wo es um die Erhöhung des Sauerstoffangebots in den Mitochondrien geht.

Die GVT bewirkt darüber hinaus dessen verstärkte mitochondriale Utilisation und eine Stabilisierung der oxidativen Homöostase (Radikalenbildung/Stoffwechselanregung einerseits und deren Beseitigung/Zellschutz andererseits).

Bezüglich einer Sauerstoffangebotserhöhung in Mitochondrien hat Pakdaman in wissenschaftlich exakt erhobenen Fallbeschreibungen und statistischen Analysen die perorale Sauerstofftherapie POT analysiert. Das von ihm entwickelte oxygenierte Wasser enthält nach seinen eigenen Angaben aufgrund von Dismutations- (Oxidoreduktions-) Reaktionen in kleinen Mengen auch Singulett-Sauerstoff (aktivierten Sauerstoff, die Grundlage der GVT). Insofern geben die Resultate seiner Studien und Erkenntnisse einen Überblick über einen Teil der zu erwartenden bzw. eine Bestätigung anwenderberichteter Effekte der GVT, welche in einem zweiten Schritt durch eigene wissenschaftlich-statistische Studien zu ergänzen sind.

Aufgrund seiner Studien scheint klar, dass sauerstoffangereichertes Wasser unter Hilfe des Enzyms Carboanhydrase (dessen Aktivität durch Sauerstoff angeregt wird) verstärkt über die Mund-, Magen- und Darmschleimhaut in die zugehörigen Kapillaren diffundiert und von dort in den Pfortader-, Leber- und Körperkreislauf gelangt, den venösen Sauerstoffdruck erhöht und zu einer Verbesserung der Sauerstoffversorgung vor allem der Leber führt. Die Carboanhydrase bewirkt zusätzlich eine Zunahme der Mikrozirkulation, eine Motilitätsförderung sowie eine Stimulation der einzelnen Immunstationen des Magen-Darm-Trakts.

Nach seiner Vorstellung bewirkt sauerstoffangereichertes Wasser eine starke Aktivierung des darmassoziierten Immunsystems GALT (Aktivierung von M-Zellen zur Antigenaufnahme aus dem Darmlumen sowie deren Präsentation bei Lymphozyten und Makrophagen, Steigerung der Lymphozytenzahl zur Stabilisierung des Immunsystems) und eine Aktivierung des körpereigenen Schutzsystems gegen freie Radikale und reaktive bzw. aggressiv wirkende O_2-Derivate im Sinne einer Biofeedback-Reaktion.

Die orale Verabreichung von sauerstoffangereichertem Wasser versteht Pakdaman als Monotherapie oder als Ergänzung anderer therapeutischer Verfahren zur Förderung der Funktion von Mitochondrien und Lymphozyten, der DNA-Synthese, der Mikrozirkulation, der Granulation bzw. Regeneration von Gewebe, der antibakteriellen/ antiviralen Wirkung, der zytotoxischen Eigenschaften auf anaerobe Bakterien (wie Helicobacter pylori), der Apoptose und der Antikanzerogenität. Erreicht wird dies über die Verminderung bzw. Beseitigung der zellulären Hypoxie, die Förderung der Mikrozirkulation, die Optimierung der biologischen Oxidation, die Erhöhung der O_2-Utilisation, die Steigerung des Energiestatus und die Verminderung der Gefahr von Radikalenbildung.

Von naturwissenschaftlich geprägten, konventionell ausgerichteten Schulmedizinern werden ihm „erstaunliche" Studienergebnisse zur positiven Beeinflussung von Krankheitsverläufen im Zusammenhang mit der regelmäßigen Verabreichung von mit Sauerstoff hoch angereichertem Wasser bescheinigt: Vorbeugung und Linderung von Herz-, Gefäß- und Lungenerkrankungen sowie Augenbeschwerden; Regulation der Leber- und Magen-Darm-Funktionen; Schmerzbekämpfung insbesondere bei Migräne und Spannungskopfschmerzen; Wundheilung und Zellregeneration; Steigerung der Konzentrationsfähigkeit und Verbesserung der mentalen Kräfte; Förderung der biologischen Oxidation und Energiegewinnung ohne Erhöhung der Gefahr durch freie Radikale; Verlangsamung der Alterungsprozesse und Verbesserung der Lebensqualität; Leistungssteigerung durch Förderung der Energiegewinnung der Zelle; Entgiftungseffekte sowie Immunstimulation und Immunmodulation; Vitalisierung und Verbesserung der Allgemeinbefindlichkeit; Unterstützung krebstherapeutischer Maßnahmen; Erreichen der Tumoroxigenierung und Sensibilisierung dieser Krebszellen gegenüber Strahlentherapie.

Diese Effekte sollten bei der Gastrovitaltherapie, die ja die Hauptwirkung von sauerstoffangereichertem Wasser (Anhebung des Sauerstoffangebots an die Zelle) neben den weiteren, keineswegs weniger wichtigen Aspekten (Verbesserung der Sauerstoffutilisation und Stabilisierung des oxidativen Gleichgewichts) zusätzlich implementiert, theoretisch mindestens auch vorhanden sein. Nach den bisherigen Erkenntnissen (Einzelberichte von Anwendern und Therapeuten) ist dies in vollem Umfang gegeben, darüber hinaus wurden zusätzliche Effekte verbalisiert (Zahnheilkunde, Allergien, Leistungssport, Burnout, rheumatische Erkrankungen).

3.6. Wissenschaftliche Erklärungsversuche zur GVT-Wirkung

Der Magen-Darm-Trakt mit seinen Anhangsgebilden ist ein sehr aktives Stoffwechselorgan. Entsprechend hoch ist der Bedarf an Sauerstoff bzw. seinen aktivierten Derivaten, Grundvoraussetzung für die positiven Effekte der Gastrovitaltherapie.

Prozesse, an welchen nach heutiger Erkenntnis aktivierter Sauerstoff (Singulett-Sauerstoff, $^1O_2$) bzw. von diesem (nach dessen Rückfall in den Grundzustand) freigesetzte Energie bei der GVT vermutlich beteiligt ist, werden beschrieben in einer Anhebung der Lebensqualität, in einer Harmonisierung des 24-Stundenrhythmus, in einer Verringerung von Entzündungsprozessen und Schmerzen, in der Wahrnehmung „gesundheitspolitischer" Aufgaben, in einer Aktivierung des Immunsystems, in der Ausweitung eines effizienten Gefäßschutzes, in einer Stoffwechselregulation der „reaktiven Sauerstoffspezies" ROS und in einer Hemmung der Thrombozytenaggregation (Vermeidung von Thrombosen):

Was die *Anhebung der Lebensqualität und die Harmonisierung des Biorhythmus* angeht, kommt der Epiphyse im Zwischenhirn besondere Bedeutung zu. Vor allem in ihr wird (neben Leber, Milz und Darmschleimhaut) Melatonin gebildet, der stärkste Radikalenfänger des Organismus. Da die Zellen des Gehirns keine Katalase enthalten (ein weiteres potentes Antioxidans, welches die Aufspaltung von ubiquitärem H_2O_2 in Wasser und O_2 katalysiert, das sonst mit Superoxidradikal O_2^- zum höchst aggressiven Hydroxylradikal $OH^·$ reagieren könnte) und andererseits das ZNS besonders empfindlich gegen Sauerstoffmangel (mit der

Folge einer erhöhten Radikalenbildung) ist, wird eine ausreichende Melatoninproduktion (nur bei Dunkelheit, aber notwendiger vorheriger Lichtexposition) umso wichtiger. Darüber hinaus nimmt Melatonin Einfluss auf Wachstums- und Alterungsprozesse, Blutdruck, Atmung, Herzschlag, Körpertemperatur, Verdauung, Wasserhaushalt, Sexualität, Schlaf-Wach-Rhythmus, DNA-Schutz, Antiproliferation und subjektives Befinden.

Entzündungen sind durch die fünf klassischen Kriterien gekennzeichnet: Rötung, Schwellung, Wärme, Schmerzen, Funktionsstörung. Verantwortlich dafür sind Leukozyten, welche die gefährliche Situation erkennen und Botenstoffe zur Anlockung anderer abwehrender Zellen (vor allem Prostaglandine und Leukotriene) und als Signal für die in die Abwehr einbezogenen Organe bilden und abgeben (Schmerzen). Sauerstoffradikale einerseits (Bildung von hypochloriger Säure HOCl in Leukozyten, nach ihrer Anregung von Peroxinitrit ONOOH aus Superoxid und NO; respiratorischer Burst in neutrophilen Granulozyten bei Kontakt mit pathogenen Keimen, d.h. Freisetzung von Myeloperoxidase zur Umwandlung von H_2O_2 mit Cl^- in HOCl zu deren Inaktivierung), Antioxidantien und Regulatormoleküle andererseits sind zentral in dieses Geschehen eingebunden. Ein funktionierender multifunktionaler Regelkreis (Aktivierung von Leukozyten und Entsorgung nicht mehr notwendiger Radikale) ist Voraussetzung und Grundprinzip von Gesundheit.

Neben anderen Ursachen für *Alterungsprozesse* scheint die ‚Telomer'-Hypothese nach modernen Erkenntnissen recht plausibel. Danach hängt die Lebensspanne eines Individuums von der Telomerlänge (Endabschnitte der chromosomalen DNA) ab, welche besonders durch Oxidantien verkürzt wird aufgrund einer vermehrten Zellteilungsrate und daraus folgenden Strangbrüchen. Zwar entstehen nach der „oxidativen Stress-Theorie" an allen Entzündungsherden in den Mitochondrien ROS, die Makromoleküle oxidieren. Alterung hat danach mit Entzündung zu tun, indem der Körper nicht mehr in der Lage ist, die entstehenden ROS zu entsorgen. Stark oxidative Bedingungen sind an den meisten Erkrankungen ursächlich beteiligt, lösen Mutagenese und Karzinogenese aus und beschleunigen sie. So wichtig aktivierte Sauerstoffspezies als „Gesundheitspolizei“ sind, im Übermaß schaden sie und müssen dementsprechend unter Kontrolle gehalten werden.

Das *Cytochrom P-450* kommt überwiegend in endoplasmatischen Membranen, vorwiegend der Leber, vor. Es ist Bestandteil des mikrosomalen Hydroxilierungssystems (Elektronentransportsystem, welches Sauerstoff auf Kosten von reduziertem NADH und/oder NADPH aktiviert). In seiner aktivierten Form besteht seine biologische Bedeutung in der Katalyse reversibler Redoxvorgänge, vor allem der Oxidation einer Vielzahl von Verbindungsklassen, darunter sowohl körpereigenen als auch Arzneimitteln und Giften, welche in Anwesenheit von Reduktionsäquivalenten (NADH, NADPH) unter dem Einfluss von NADPH-Cytochrom P-450-Reduktase unspezifisch, peroxidativ abgebaut werden. Dabei treten als Zwischenprodukte Analoga von Oxyhämoglobin, von Superoxid- und Wasserstoffperoxid-Anionen (O_2^-, H_2O_2) sowie ein hoch reaktiver Eisenoxid-Komplex $(FeO)^{3+}$ (entsprechend dem Zwischenprodukt der Reaktion zwischen Katalase und H_2O_2) auf. Eine wichtige Nebenreaktion ist die Bildung von Superoxidanion (O_2^-), welches in einer Superoxid-Dismutase-Reaktion in H_2O_2 übergeht (ca. 50 Prozent des intrazellulär gebildeten H_2O_2).

Als das größte und wichtigste *Immunorgan* ist der Magen-Darm-Trakt neben der Verdauung für die Abwehr krankmachender Keime, Allergien auslösender Nahrungsbestandteile und Gifte zuständig. Unterschieden wird in einen unspezifischen (Magensaft, Peristaltik, Säfte und Enzyme, Schleim, Darmflora, unspezifische Immunzellen wie neutrophile Granulozyten, Monozyten, Makrophagen und dendritische Zellen) und einen spezifischen Anteil (darmassoziiertes Immunsystem, GALT). Zentrale Rolle spielen bei letzterem M-Zellen, Peyer´sche Plaques und verschiedene Lymphozytenspezies (T-Zellen vorwiegend für die Regulation der Immunreaktion, B-Zellen als Vorläufer der IgA und IgM produzierenden Plasmazellen). Die Entwicklung des Immunsystems wird durch die physiologische Bakterienflora des Darms stark angeregt, insbesondere das Bakterium E. coli nimmt auf das Redoxsystem des Darms starken

Einfluss. Schon kurz nach Kontakt mit Fremdstoffen kommt es zur Abgabe von Superoxid O_2^-, H_2O_2 und unterchloriger Säure HOCl zu deren Vernichtung bzw. Neutralisation. In einer metabolischen Pendelaktion müssen kurzfristig genügend Radikale frei gesetzt werden, andererseits dürfen sie nicht auf längere Sicht wirksam bleiben.

Das *Gefäßendothel* ist entscheidend an der Regulation des koronaren und peripheren Blutflusses beteiligt. Eine Einschränkung der endothelvermittelten Vasodilatation wird als erster Schritt in der Pathogenese von Arteriosklerose und Atheromatose gesehen. Koronare Risikofaktoren wirken über seine Schädigung. Von zentraler Bedeutung ist in diesem Zusammenhang das freie Radikal NO (Stickstoffmonoxid, EDRF), welches über eine Aktivierung der Guanylatcyklase zum Anstieg von cGMP sowie Abfall von Ca^{++} und damit zu einer Vasorelaxation führt. Weitere wichtige gefäßprotektive Wirkungen von NO sind eine Hemmung der Adhäsion und Invasion inflammatorischer Zellen, eine Reduzierung der Proliferation von glatten Gefäßmuskelzellen und eine Abnahme der Aggregationsgefahr von Thrombozyten.

Oxidative Stoffwechselprozesse spielen bei der *Atherogenese* eine entscheidende Rolle. Reaktive Sauerstoffspezies ROS, „normale" Zwischenprodukte des intermediären Stoffwechsels, greifen unter extremen Bedingungen (Entzündung, Stress, Hyperlipidämie) bevorzugt Membranlipide und Lipoproteine an, insbesondere bei ungenügender ‚Entgiftung' durch Antioxidantien. Oxidiertes LDL führt zu Endothelverletzungen, zu vermehrter endothelialer Anlagerung von Monozyten und deren Umwandlung in Makrophagen, welche es binden, dadurch vermehrt Cholesterin einlagern und sich in Schaumzellen umwandeln, Beginn der atherosklerotischen Plaques mit der Folge einer zunehmenden Gefäßeinengung bis zum Verschluss. Nach neuen Forschungsergebnissen sollen auch Autoimmunreaktionen mit Bildung von Autoantikörpern gegen oxidiertes LDL eine Rolle spielen.

Die Struktur von *Mitochondrien* ist so beschaffen, dass sie nur bei einem optimalen Sauerstoffdruck (pO_2 > 30 %) existieren und funktionsfähig bleiben können. Bei Werten darunter entwickeln sie strukturelle Schädigungen und Funktionsstörungen. Insbesondere die Funktion der Cytochromoxidase wäre dann betroffen, eine zelluläre Hypoxie mit einer O_2-Utilisationsstörung, ein pH-Abfall, eine Herabsetzung des Energiepotentials der Zellmembran mit einem abgeschwächten Elektronenstrom, einer gestörten Kommunikation und einer verminderten Informations-, Signal- und Energieübertragung sowie eine reduzierte DNA-Synthese wären die zu erwartenden Folgen.

Das Enzym *Carboanhydrase* katalysiert die Reaktion von $OH^{\cdot}$ (OH-Radikal) und CO_2 (Kohlendioxid) zu HCO_3^- (Bikarbonat). Im Magen und im Pankreas kommt sie in großen Mengen vor und spielt dort eine wichtige Rolle bei der Sekretion von H^+-Ionen (Magen) bzw. HCO_3^--Ionen (Pankreas). Die H^+-Ionen-Konzentration des Magens ist gegenüber der extrazellulären Flüssigkeit um den Faktor 10^6 erhöht, welcher Vorgang einen hohen energetischen Aufwand bedeutet (ca. 55 kJ für die Bildung von 1 mol H^+). Wenngleich noch nicht alle Einzelheiten im Detail bekannt sind, ist sicher, dass unter dem Einfluss von Carboanhydrase aus CO_2 und H_2O Kohlensäure entsteht, welche dissoziiert, wobei unter Vermittlung der in der Atmungskette gewonnenen Energie die H^+-Ionen in den Magen und die HCO_3^--Ionen in die extrazelluläre Flüssigkeit abgegeben werden.

Der *Leber* kommt im Stoffwechsel eine zentrale Funktion zu. Entsprechend hoch ist ihr Energiebedarf (mit 1,5 l/min ca. 30 % des HMV). Ihre Bedeutung gewinnt sie vor allem als Zwischenstation zwischen Pfortader und allgemeinem Kreislauf. Alle Stoffe, welche auf dem Blutweg aus dem Darm resorbiert werden, müssen sie passieren, bevor sie (in der Regel metabolisiert und neu synthetisiert) an das Blutplasma oder zur Ausscheidung in die Galle weitergegeben werden können. Ein großer Teil des hohen O_2-Bedarfs der Leber erfolgt über die sauerstoffarmen Mesenterialvenen aus dem Dünndarmbereich, welche in die Pfortader einmünden, über die auch das durch aktivierten Sauerstoff angeregte Wasser die Leber erreicht.

3.7. Ausblick

Spirovital- (Zufuhr energetisierten Sauerstoffs bzw. dessen Photonenenergie über die Atmung) und Dermovitaltherapie (entsprechende Zufuhr über die Haut) haben sich in den letzten Jahren fest im Behandlungskonzept vieler Therapeuten etabliert. Für die dritte Säule der Somatovitaltherapie, die GVT Gastrovitaltherapie (Zufuhr von durch energetisierten Sauerstoff angeregtem Wasser über den Magen-Darm-Trakt) steht der ubiquitäre Einsatz bisher noch aus. Dies liegt an der fehlenden Grundlagenforschung ebenso wie an gezielten Studien. Gleichwohl gibt es zahlreiche praktische Hinweise auf die Effektivität dieses einfach durchzuführenden, nicht belastenden, völlig nebenwirkungsfreien, allgemein einsetzbaren, theoretisch gut erklärbaren therapeutischen Verfahrens.

In Zukunft sind folgende Details zu klären, um die GVT auch im herkömmlichen, wissenschaftlich orientierten, schulmedizinisch ausgerichteten Medizinbetrieb großflächig zu etablieren.

Was ist das entscheidende, wirksame Substrat bei der GVT?

Dies könnte einerseits der aktivierte Sauerstoff (der über die Darmschleimhaut in die Pfortader, von dort in die Leber und den Körperkreislauf gelangt) oder andererseits das durch den aktivierten Sauerstoff angeregte Wasser sein (welches sich im ganzen Körper verteilt und als idealer Energie- und Informationsträger fungiert). Auch eine Kombination beider Wirkungen wäre denkbar, aufgrund der beschriebenen Auswirkungen vielleicht sogar die wahrscheinlichste Option. In jeder Version spielt die bei dem Rückfall von aktiviertem Sauerstoff in den Grundzustand freiwerdende Photonenenergie eine entscheidende Rolle.

Wirkt die alleinige Anwendung der GVT gleich effizient oder empfiehlt sich mehr eine Kombination mit der SVT?

Jede therapeutische Maßnahme sollte immer ein Einzelakt, angepasst an die jeweiligen äußeren und inneren Bedingungen des einzelnen Individuums sein. Aus allgemeiner Sicht scheint allerdings eine Verstärkung der Wirkung und gegenseitige Ergänzung bei kombiniertem Einsatz wahrscheinlich, zumal die Verteilung im Körper schwerpunktmäßig eher unterschiedlich sein dürfte. Ohnehin erfolgt die Anregung des Wassers durch aktivierten Sauerstoff, welcher im Rahmen der SVT gewonnen wird, sodass die aktivierte Luft auch eingeatmet werden kann, anstatt dass sie ungenutzt in die Außenluft verströmt.

Welches sind die Wirkorte des angeregten Wassers?

Theoretisch könnte sich die Wirkung ausschließlich unmittelbar vor Ort (lokal), in direkter Nachbarschaft der resorbierenden Schleimhaut abspielen. Dann wäre vor allem der Verdauungstrakt in die Aktivierung einbezogen (Speichelsekretion, HCl-Produktion, Resorption, lokale Immunreaktionen).

Denkbar wäre auch eine regionale Ausweitung der Wirkung, die sich dann über die lokale Einflussnahme hinaus auf die Leberfunktion (zentrales Stoffwechselorgan), auf die Bauchspeicheldrüse, das erweiterte Immunsystem und das Gefäßendothel erstrecken würde. Schließlich wäre auch eine globalisierte Wirkung möglich unter Einbeziehung des gesamten Körpers (Epiphyse, Lipidperoxidation, Produktion/ Entsorgung von ROS).

Am wahrscheinlichsten dürfte eine globalisierte Wirkung sein, wie sie auch aus den Beschreibungen von Anwendern und der bestehenden Literatur hervorgeht. Danach erfolgt bei Verwendung von frischem Quellwasser ein Teil der Sauerstoffversorgung des Verdauungssystems direkt über den Darm, bei (dem meist bevorzugten) Einsatz von herkömmlichem Leitungswasser (mit niedrigem O_2-Gehalt) muss die Sauerstoffversorgung fast ausschließlich über den Körperkreislauf erfolgen (verstärkte Belastung des Kreislaufs, Müdigkeit nach dem Essen). Durch aktivierten Sauerstoff angereichertes Wasser gelangt wie Quellwasser bei langsamem, schlückchenweisem Trinken bereits im Mund direkt über die Schleimhaut in das Kapillarsystem. Im Magen werden die Wasserstoffbrücken durch Erwärmung und Peristaltik teilweise gelöst, die freigesetzte Energie diffundiert über die Mucosa in das Pfortadersystem. Sie kommt der Leberfunktion und der Bildung der Gallenflüssigkeit direkt zugute. Darüber hinaus verteilt sie sich über den Körperkreislauf ubiquitär in alle Organe.

Wann wirkt die GVT am stärksten?

Dies könnte vor, während oder nach einer Spirovitaltherapie-Anwendung sein, in Abhängigkeit von der Tageszeit vormittags, nachmittags oder abends, auch vor, während oder nach einer Mahlzeit (unterschiedliche Resorptionsmodalitäten), auch vor, während oder nach körperlicher Ertüchtigung. In diesem Zusammenhang sind neben den spezifischen biophysikalischen und biochemischen Charakteristika von angeregtem Wasser auch individuelle Gegebenheiten (Alter, Geschlecht, Fitness, Emotionslage, Vorliegen von Krankheiten, Zielvorstellungen hinsichtlich der GVT-Anwendungen, klimatische und biochronologische Aspekte) zu berücksichtigen. Individuelle Erfahrungswerte dürften hier weitere wichtige Erkenntnisse bringen.

Bei welchen Funktionsstörungen bzw. organischen Erkrankungen wirkt die GVT besonders gut? Bei welchen ist ihr alleiniger Einsatz zu bevorzugen, bei welchen besser in Kombination mit der SVT?

Darauf kann derzeit noch keine befriedigende Antwort gegeben werden. Die bisher vorliegenden Patienten- und Anwenderdaten sind noch zu gering, um statistische Auswertungen zu rechtfertigen. Einzelbeobachtungen deuten allerdings auf ein breites Anwendungsspektrum wie für Naturheilverfahren insgesamt hin. Die Kombination mit der SVT scheint in der Regel die bevorzugte Anwendungsmodalität.

Nach zufriedenstellender Beantwortung dieser Fragen werden sich mit Sicherheit neue Fragen stellen – das ist wissenschaftliche Erfahrungsmedizin, kombiniert mit gezielten klinischen Studien in der Folge. Eine fundamentale Erkenntnis wird allerdings Konstanz zeigen, davon ist mit an Sicherheit grenzender Wahrscheinlichkeit auszugehen: Die Gastrovitaltherapie ist eine weitere erfolgreich einsetzbare Säule der Somatovitaltherapie, eine eigenständige, einfach zu handhabende, nebenwirkungsfreie und zukunftsträchtige Methode, unseren Körper zu bioenergetisieren.

3.8. Zusammenfassung

Ohne Sauerstoff kein Leben – ja, aber nur im aktivierten Zustand! In der Natur erfolgt seine Anregung bei Anwesenheit von Licht und einem Sensibilisator (Chlorophyll bei der Photosynthese, Cytochromkomplex bei der oxidativen Phosphorylierung). Seine Generierung kann gestört sein, so bei bestimmten Krankheiten, bei Dauerstress und im Alter. Auch eine Überproduktion aktivierter (aggressiver, reaktiver) Radikale ist möglich (gesundheitsabträgliches Verhalten, Stress, UV-Licht), mitunter besteht auch keine ausreichende Möglichkeit zur Deaktivierung (Antioxidantiendefizit).

In den letzten Jahren wurde als eine weitere Variante der Somatovitaltherapie die GVT entwickelt, eine wissenschaftlich abgeleitete und praktisch bestätigte Methode zur Aktivierung körpereigener Regulationsprozesse, des Zellstoffwechsels und zur Regeneration der Energiebalance. Die wichtigsten biochemischen Prozesse bestehen in einer verbesserten Sauerstoffloslösung vom Erythrozyten-Hämoglobin, einer verstärkten Sauerstoffverwertung in den Zellmitochondrien und vor allem in einer Stabilisierung des oxidativen Gleichgewichts sowie einer verstärkten Bereitstellung von Reduktionsäquivalenten.

In Insider-Kreisen gilt die Variante Gastrovitaltherapie (Trinkkur mit einem zuvor durch aktivierten Sauerstoff angeregten Wasser), vor allem auch in Kombination mit der SVT (Einatmung von aktiviertem Sauerstoff) als überlegenswerte Alternative, Ergänzung, zur Vor- und Nachbehandlung bei Einsatz herkömmlicher Therapien vieler akuter wie chronischer Krankheiten und Befindensstörungen sowie aus präventiver und rehabilitativer Sicht und im Sport.

Immer mehr Menschen wenden dieses neue Naturheilverfahren mit Erfolg an, bessern damit chronische Leiden, beschleunigen die Regeneration nach Operationen, Entzündungen, Verletzungen und reduzieren Schmerzen, Schlafstörungen, vegetative Dysbalancen. Immer häufiger integrieren Therapeuten diese natürliche, nebenwirkungsfreie, anwenderfreundliche, leicht und überall einsetzbare Energetisierungsmethode in ihre Therapiepläne, empfehlen sie zur Einfügung in den jeweiligen individuellen Tagesablauf.

Anhang

Definitionen

1. Übergeordnete Begriffe zur Somatovitalisierung

Somatovitalprinzip

Die Grundidee der Somatovitalmethode besteht darin, dass molekularer Sauerstoff $^3O_2$ (Grundzustand) „träge" ist. Soll er in das Stoffwechselgeschehen aktiv eingreifen, muss er „aktiviert" werden. Auch in der Natur erfolgt diese „Energetisierung" (Sonnenlicht bei Anwesenheit von speziellen Sensibilisatoren – Chlorophyll – über die kurzfristige Bildung von Singulett-Sauerstoff $^1O_2$). Bei dessen Rückfall in den Grundzustand werden energiereiche Photonen emittiert, welche schnell und energieneutral direkt vor Ort und transzellulär wirken oder sich über die Bildung von Wasserstoffbrücken über das Gefäßsystem ubiquitär im Körper verbreiten und damit in den Stoffwechsel jeder einzelnen Körperzelle eingreifen.

Künstlich wurde dieses Prinzip erstmals 1997 in der Ukraine nachvollzogen und mit gutem Erfolg bei verschiedenen Funktionsstörungen und Krankheiten eingesetzt. Die Airnergy AG hat diese Methodik weiter entwickelt und ein inzwischen international anerkanntes, hochkomplexes Verfahren entwickelt, um diesen Prozess künstlich zu imitieren (Europapatentiert, internationale Versicherungsnummer WO 2002/026621).

Erhöht wird bei diesem Verfahren einerseits die Sauerstoffabgabe aus dem Blut ins Gewebe, erreicht durch seine verstärkte periphere Loslösung aus der Hämoglobin-Bindung in den Erythrozyten (Vermehrung von 2,3-Biphosphoglyzerat). In Folge des höheren Sauerstoffangebots kommt es durch Aktivierung des Enzyms Cytochromoxidase zu einer Anhebung der Sauerstoffverwertung in den Mitochondrien (mit der Folge einer verstärkten ATP-Bildung). Zusätzlich bewirkt dieses Verfahren eine Stabilisierung des oxidativen Gleichgewichts, indem eine Überproduktion von reaktiven Sauerstoffspezies durch Hemmung der NADPH-Oxidase-Aktivität verhindert wird, und eine optimale Bereitstellung von Reduktionsäquivalenten, welche eine zentrale Rolle bei der Entgiftung von Schadstoffen in der Leber, bei der Synthese des ‚Glückshormons' Serotonin und bei der permanenten H_2O_2-Entgiftung einnehmen.

Somatovitalisierung
Allgemeiner Vorgang der Inkorporation (Einverleibung) von energiereichen Photonen, gewonnen mittels des Somatovitalprinzips, über die Atmung, die Haut oder den Magen, wo sie entweder direkt vor Ort wirken, sich direkt transzellulär oder über das Gefäßsystem ubiquitär im Körper verbreiten und damit in den Stoffwechsel jeder einzelnen Körperzelle eingreifen

Somatovitaltherapie
Therapie nach dem Somatovitalprinzip

Somatovitalprävention
Prävention nach dem Somatovitalprinzip

2. Begriffe zur Spirovitalisierung

Spirovitalisierung
Allgemeiner Vorgang der Inkorporation (Einverleibung) von energiereichen Photonen, gewonnen mittels des Somatovitalprinzips, über die Atmung in die Lungen, wo sie direkt vor Ort wirken, sich direkt transzellulär oder über das Gefäßsystem ubiquitär im Körper verbreiten und damit in den Stoffwechsel jeder einzelnen Körperzelle eingreifen

Spirovitaltherapie (SVT)
Therapie nach dem Somatovitalprinzip über die Atmung

Spirovitalprävention (SVP)
Prävention nach dem Somatovitalprinzip über die Atmung

3. Begriffe zur Dermovitalisierung

Dermovitalisierung
Allgemeiner Vorgang der Inkorporation (Einverleibung) von energiereichen Photonen, gewonnen mittels des Somatovitalprinzips, über die Haut, wo sie direkt vor Ort wirken, sich direkt transzellulär oder über das Gefäßsystem ubiquitär im Körper verbreiten und damit in den Stoffwechsel jeder einzelnen Körperzelle eingreifen

Dermovitaltherapie (DVT)
Therapie nach dem Somatovitalprinzip über die Haut

Dermovitalprävention (DVP)
Prävention nach dem Somatovitalprinzip über die Haut

4. Begriffe zur Gastrovitalisierung

Gastrovitalisierung
Allgemeiner Vorgang der Inkorporation (Einverleibung) von energiereichen Photonen, gewonnen mittels des Somatovitalprinzips, über den Magen, wo sie direkt vor Ort wirken, sich direkt transzellulär oder über das Gefäßsystem ubiquitär im Körper verbreiten und damit in den Stoffwechsel jeder einzelnen Körperzelle eingreifen

Gastrovitaltherapie (GVT)
Therapie nach dem Somatovitalprinzip über den Magen

Gastrovitalprävention (GVP)
Prävention nach dem Somatovitalprinzip über den Magen

Glossar

Das Glossar soll dem an mehr Details interessierten Leser den Zugang zu einem intensivierten Studium erleichtern. Um möglichst geläufige, ‚neutrale' Begriffe zu verwenden, sind alle Definitionen/Erklärungen – soweit wie möglich – von Wikipedia übernommen.

Aerobe Energiegewinnung: Biologische Oxidation aus den Brennstoffen Glukose und Fettsäuren; unter Sauerstoffverbrauch stattfindend, wobei als energielose Endprodukte CO_2 und Wasser entstehen.

Anaerobe Glykolyse: Abbau von Glukose ohne Sauerstoff zu Laktat (Milchsäure) und ATP.

Antioxidantien: Chemische Verbindungen, welche eine unerwünschte Oxidation anderer Substanzen gezielt verhindern. Ihre physiologische Bedeutung besteht in der Wirkung als Radikalenfänger. Sie inaktivieren im Organismus reaktive Sauerstoffspezies (ROS), deren übermäßiges Vorkommen zu oxidativem Stress führt.

Atmungskette: Einerseits Stoffwechselweg, nämlich eine Kette von nacheinander stattfindenden biochemischen Redoxreaktionen, die den Lebewesen zur Energiegewinnung dienen; andererseits Gesamtheit der an dem Stoffwechselweg teilnehmenden Proteinkomplexe. Spezialfall einer Elektronentransportkette. Bildet zusammen mit der Chemiosmose den Prozess der oxidativen Phosphorylierung.

ATP (Adenosintriphosphat): Nukleotid, bestehend aus dem Triphosphat des Nucleosids Adenosin. Universeller und unmittelbar verfügbarer Energieträger in jeder Zelle und gleichzeitig wichtiger Regulator energieliefernder Prozesse.

Autonomes Nervensystem (auch vegetatives Nervensystem): Teil des somatischen Nervensystems. Reguliert biologisch festliegende, automatisch ablaufende innerkörperliche Vorgänge, die deswegen vom Menschen willentlich nicht direkt, also allenfalls indirekt beeinflusst werden können.

Biokatalysator: Molekül, das biochemische Reaktionen in einem Organismus ermöglicht oder beschleunigt, meist durch Herabsetzung der Aktivierungsenergie, wodurch die Reaktion leichter vonstatten geht. Bekannteste Beispiele für Biokatalysatoren sind Enzyme.

Biophotonen: Lichtquanten als Teil der ultraschwachen Photonenemission (UPE) biologischer Herkunft. Von der Biolumineszenz sich durch ihre um mehrere Größenordnungen geringere Intensität und durch ihre sehr geringe Quantenausbeute unterscheidend.

2,3-Biphosphoglycerat: C_3-Körper mit zwei ‚geladenen' Phosphatgruppen, in einem Nebenweg der Glykolyse gebildet. Unter physiologischen Bedingungen werden etwa 20 Prozent des während der Glykolyse der Erythrozyten anfallenden 1,3-Bisphosphoglycerats zu 2,3-BPG umgewandelt. Entscheidende Rolle bei der Regulation des Hämoglobins (Hb).

Carboanhydrase: Enzym mit wichtiger Funktion im menschlichen Stoffwechsel (katalysiert die Reaktion $CO_2 + H_2O > H_2CO_3 > HCO_3^- + H^+$), an zahlreichen physiologischen Prozessen beteiligt.

Cardio-Stress-Index: s. Stress-Index.

Chemiosmose: Vorgang in Mitochondrien, bei dem je drei Komplexe der inneren Membran Protonen von der Matrix in den Membranzwischenraum pumpen. Der entstehende H^+-Gradient sorgt für einen Rückstrom von H^+ durch die ATP-Synthase in die Matrix, was die ATP-Synthese auslöst.

Chlorophyll: Klasse natürlicher Farbstoffe, die von Organismen gebildet werden, welche Photosynthese betreiben. Insbesondere Pflanzen erlangen ihre grüne Farbe durch Chlorophyllmoleküle.

Citratzyklus: Kreislauf biochemischer Reaktionen, der eine wichtige Rolle im Stoffwechsel (Metabolismus) aerober Zellen von Lebewesen spielt und hauptsächlich dem oxidativen Abbau organischer Stoffe zum Zweck der Energiegewinnung und der Bereitstellung von Zwischenprodukten für Biosynthesen dient.

Cytochrom c: Kleines Protein aus der Familie der Cytochrome, das in den Mitochondrien bei der oxidativen Phosphorylierung (Energiegewinnung) eine entscheidende Rolle als Elektronencarrier (Elektronentransporter) spielt.

Cytochromoxidase (genauer Cytochrom c-Oxidase COX, auch Komplex IV der mitochondrialen Atmungskette): Oxidoreduktase, Enzymkomplex; katalysiert in einer gekoppelten Reaktion die Oxidation von Cytochrom c mit der Reduktion von Sauerstoff zu Wasser und dem Transport von Protonen über eine biologische Membran.

Darmassoziiertes Immunsystem (GALT): Teil des lymphatischen Systems im Bereich des Darms. Aufgrund der großen Oberfläche der Darmschleimhaut besondere Bedeutung für das Immunsystem (70–80 % aller Zellen, die Antikörper produzieren, befinden sich dort).

Dismutation: Bei der chemischen Reaktion der Dismutation tritt im Rahmen einer Redoxreaktion ein Element gleichzeitig als Oxidationsmittel und als Reduktionsmittel auf, so dass es vorher in einer mittleren Oxidationsstufe, nachher teils in einer erhöhten und teils in einer niedrigeren Oxidationsstufe vorliegt.

Dissimilation: Reaktion des katabolischen Stoffwechsels, wobei von einem Organismus angelegte stoffliche Energiespeicher (zum Beispiel Fette und Kohlenhydrate) abgebaut und dabei Energie freigesetzt wird, die als ATP und/oder Wärme nutzbar wird.

DNA (Desoxyribonukleinsäure): Ein in allen Lebewesen und DNA-Viren vorkommendes Biomolekül und Träger der Erbinformation, also der Gene.

DNA-Strangbruch: Schädigung (chemische Änderung, Strangbruch) von DNA-Molekülen, Auslösung durch verschiedene Einflüsse möglich (ionisierende Strahlung, wie zum Beispiel UV- oder γ-Strahlung, Alkylierung sowie Oxidation); beeinträchtigt die Paarungseigenschaften der betroffenen Basen; Ursache für viele Mutationen während der Replikation.

Elektronenakzeptor: Teilchen (Atom, Molekül, Ion), welches in der Lage ist, Elektronen aufzunehmen, spielt im Zusammenhang mit der Redoxreaktion eine Rolle. Den Vorgang bezeichnet man auch als Reduktion, das Teilchen bzw. den Stoff selbst als Oxidationsmittel.

Elektronendonator: Teilchen (Atom, Molekül, Ion), welches in der Lage ist, Elektronen abzugeben. Bei Redoxreaktionen reagieren jeweils ein Elektronendonator und ein Elektronenakzeptor, wobei der Akzeptor die Elektronen des Donators aufnimmt. Den Vorgang bezeichnet man auch als Oxidation, den Stoff selbst als Reduktionsmittel.

Elektronentransportkette: Biologischer Prozess, bei dem mehrere elektronenübertragende Moleküle beim Transport von Elektronen von einem Donator zu einem oder mehreren Akzeptoren zusammenwirken. Als Folge davon entsteht ein elektrochemischer Gradient über die Membran, der die von der ATP-Synthase bewirkte Synthese von ATP aus ADP antreibt (chemiosmotische Kopplung).

Endoplasmatisches Reticulum: Reich verzweigtes Kanalsystem flächiger Hohlräume im Cytoplasma, das von Membranen umschlossen ist. Ort von Translation, Proteinfaltung, Proteinqualitätskontrolle, posttranslationaler Modifikationen von Proteinen und Proteintransport von Transmembranproteinen und sekretorischen Proteinen.

Endotheliale Dysfunktion: Funktionsstörung des Endothels, im Prinzip alle Funktionsbereiche des Endothels einschließend (Gefäßweitenregulation, Gefäßpermeabilität, Modulation der adhäsiven Eigenschaften und Thrombozytenaggregationshemmung), große Bedeutung bei Prozessen der Arteriosklerose.

Energiekopplung: Kopplung einer endergonischen, d.h. energiebedürftigen chemischen Reaktion mit einer exergonischen Reaktion (z.B. ATP-Spaltung) bzw. Nutzung der freiwerdenden Energie einer exergonischen Reaktion zur endergonischen Synthese von ATP.

Epiphyse (Zirbeldrüse): Kleines Organ im Epithalamus (einem Teil des Zwischenhirns), in welchem das Hormon Melatonin produziert wird (überwiegend nachts, Steuerung des Schlaf-Wach-Rhythmus und anderer zeitabhängiger Rhythmen des Körpers).

Extrazelluläre Matrix: Teil tierischen Gewebes (vor allem im Bindegewebe) zwischen den Zellen im sogenannten Interzellularraum, bestehend aus Grundsubstanz und Fasern.

Freie Radikale: Teile von Molekülen, an deren Bruchstelle sich ein Atom mit einem ungepaarten Elektron befindet; versetzen biologisches Gewebe in oxidativen Stress und können es zerstören, indem sie eine Kettenreaktion auslösen; entstehen im Körper durch Überlastung der Verbrennungsprozesse in Mitochondrien oder durch physikalische oder chemische Einflüsse von außen.

Glutathion (GSH): Tripeptid, das aus den drei Aminosäuren Glutaminsäure, Cystein und Glycin gebildet wird; in fast allen Zellen in hoher

Konzentration enthalten; gehört zu den wichtigsten antioxidativ wirkenden Stoffen im Körper; Entsorgung von H_2O_2; Entgiftung organischer Peroxide.

Glutathion-Disulfid-Reduktase: Oxidoreduktase mit einem FAD-Cofaktor, welche das oxidierte Glutathion wieder reduziert (GSSG + NADPH + H^+ → 2 GSH + $NADP^+$).

Glutathion-Peroxidase: Gehört zu einer Gruppe von Peroxidasen, die den Organismus vor oxidativen Schäden schützt; besitzt einen Selen-Cofaktor und katalysiert folgende Reaktion: 2 GSH +H_2O_2 → GSSG + 2 H_2O.

Glutathionsystem: Gehört zu den effizientesten antioxidativen Systemen; katalysiert summarisch folgende Reaktion: NADPH + H^+ + H_2O_2 → 2 H_2O + $NADP^+$.

Glykolyse: Schrittweise erfolgender Abbau von Monosacchariden (Einfachzuckern) wie der D-Glukose (Traubenzucker); zentraler Prozess beim Abbau aller Kohlenhydrate im Energiestoffwechsel.

Glykosylierung: Gruppe von enzymatischen oder chemischen Reaktionen, bei denen Saccharide an Proteine, Lipide oder andere Aglykone gebunden werden.

Grundregulation: Ernährungs-, Regenerations- und Vermittlerrolle von Gefäß- und Nervenfunktionen; als System (Bindegewebe, ca. 70 % des Körpervolumens, wissenschaftliche Basis der biologischen Medizin) alle Organe verbindend; Ende von Blutkapillaren und Lymphgefäßen; Abräumung von Fremdsubstanzen; Regeneration des Zellsystems (ca. 30 % des Körpervolumens).

H+-Gradient (auch Protonengradient): Maß für die Steilheit eines Protonen-Konzentrationsgefälles bzw. den Protonenkonzentrationsunterschied (genauer an hydratisierten H^+-Ionen) zwischen zwei Kompartimenten einer Zelle.

Haupt-Histokompatibilitäts-Komplex (Hauptgewebeverträglichkeitskomplex, MHC): Gruppe von Genen bei Wirbeltieren, die Proteine codieren, welche für die Immunerkennung, die Gewebeverträglichkeit (Histokompatibilität) bei Transplantationen und die immunologische Individualität wichtig sind.

Histamin: Biogenes Amin (wie Tyramin, Serotonin, Dopamin, Adrenalin,

Noradrenalin), welches als Gewebshormon und Neurotransmitter wirkt und weit verbreitet ist; zentrale Rolle bei allergischen Reaktionen; beteiligt am Immunsystem (Abwehr körperfremder Stoffe, Botenstoffe in der Entzündungsreaktion); Regulation der Magensäureproduktion und der Motilität sowie des Schlaf-Wach-Rhythmus und der Appetitkontrolle.

Hämoglobin-Höhlung: 2,3-BPG übt entscheidenden Einfluss auf die Sauerstoffaffinität des Hb in Erythrozyten aus (durch Desoxyhämoglobin wesentlich stärker gebunden als durch Oxyhämoglobin, vor allem durch kationische Gruppen in der zentralen Höhlung des Hb); Höhlung im Oxyhämoglobin so eng, dass 2,3-BPG nicht hineinpasst und somit „nur" an die Gruppen am Höhleneingang gebunden wird; in der Desoxykonformation Eintritt in die in dieser Phase weite zentrale Höhle möglich, Hb dort an die kationischen Gruppen gebunden und dadurch stabilisiert, allosterischer Übergang zu einer Konformation mit einer höheren Sauerstoffaffinität gehemmt; als Resultat verlagert sich die Sauerstoffbindungskurve nach rechts.

Interferone (IFN): Proteine oder Glykoproteine, die eine immunstimulierende, vor allem antivirale und antitumorale Wirkung entfalten; als körpereigene Gewebshormone in menschlichen und tierischen Zellen, v.a. von Leukozyten und Fibroblasten gebildet.

Interleukine (IL-x): Zu den Zytokinen zählende Peptidhormone; körpereigene Botenstoffe der Zellen des Immunsystems; vermitteln die Kommunikation zwischen Leukozyten, aber auch anderen an der Immunreaktion beteiligten Zellen (z.B. Makrophagen); in mehrere Untergruppen unterteilt, die durch Zahlen gekennzeichnet werden.

Interzelluläre Matrix (Extrazellularmatrix, Interzellularsubstanz, EZM, ECM): Anteil tierischen Gewebes (vor allem im Bindegewebe), der zwischen den Zellen im sogenannten Interzellularraum liegt; setzt sich aus diversen Komponenten zusammen, die in zwei große Gruppen eingeteilt werden (Grundsubstanz und Fasern).

Ionenkanäle (Kanalproteine, Tunnelproteine): Porenbildende Transmembranproteine, die elektrisch geladenen Teilchen (Ionen) das Durchqueren von Biomembranen ermöglichen; Transport entlang des bestehenden elektrochemischen Gradienten (dem Konzentrations- und Potentialgefälle).

Kettenreaktion: Physikalische oder chemische Umwandlung (Reaktion), die aus gleichartigen, einander bedingenden Teilreaktionen besteht, wobei das Produkt einer Einzelreaktion Ausgangsprodukt (Reaktant) für eine Folgereaktion ist.

Kohärenztheorie: Theorie, welche die Kohärenz (einen Zusammenhang) mit etwas anderem zum Wesen, zum Kriterium oder zum Indiz einer Sache macht. Beispiel: LDL-Oxidation.

Limbisches System: Funktionseinheit des Gehirns, die der Verarbeitung von Emotionen und der Entstehung von Triebverhalten dient.

Lipid-Doppelschicht (auch Doppellipidschicht): Struktur, die viele amphiphile Lipide (hydrophile und hydrophobe Anteile) bei der Mischung mit einem polaren Lösungsmittel (z.B. Wasser) bilden.

Lipidperoxidation: Oxidative Degradation von Lipiden, bei welchem Prozess freie Radikale Elektronen von Lipiden in der Zellmembran ‚stehlen' und so eine Kettenreaktion verursachen, die zur Zellschädigung führt.

Malat-Enzym: Beim $NADP^+$-abhängigen Malat-Enzym handelt es sich um ein in Tieren, Pilzen und Pflanzen vorkommendes Enzym, das eine wichtige Reaktion zur Bereitstellung von NADPH im Rahmen des Citrat-Shuttles katalysiert.

Membrankanäle: Transportieren Ionen oder Moleküle durch biologische Membranen in der Zelle. Diese Transportsysteme katalysieren energieunabhängig eine erleichterte Diffusion.

Metalloproteinasen: Gruppe von mehr als 20 zinkabhängigen Endopeptidasen (Enzyme, welche Peptidbindungen im Inneren einer Peptidkette spalten) mit hoher proteolytischer (eiweißabbauender) Aktivität und teilweise überlappender Substratspezifität für Proteinbausteine der extrazellulären Matrix.

Mikrosomales Hydroxilierungssystem: Elektronentransportsystem, welches Sauerstoff auf Kosten von reduziertem NADH und/oder NADPH aktiviert; Oxidase-Oxigenase-System; Komponenten Cytochrom P-450, NADPH-Cytochrom-Reduktase, Non-Hämeisen-Proteine und Cytochrom b5.

Mitochondrien: Von einer Doppelmembran umschlossene Organellen mit eigener Erbsubstanz, welche unter anderem als ‚Energiekraftwerke' fungieren, indem sie das energiereiche Molekül Adenosintriphosphat bilden.

NADH: Träger von Lebensenergie schlechthin; in jeder Zelle vorhanden; je aktiver eine Zelle, umso höher der Verbrauch an NADH (Gehalt im Herzmuskel: ca. 90 µg pro kg); wichtigstes Coenzym; steigert die im Rahmen der Verstoffwechslung der Nährstoffe entstehende Produktion von ATP; verantwortlich für die letzte und alles entscheidende Stufe der sogenannten Zellatmung (des aeroben Energiestoffwechsels).

NADPH ($NADP^+$ für die oxidierte Form, NADPH für die reduzierte Form): Hydridionen-übertragendes Coenzym; an zahlreichen Redoxreaktionen des Stoffwechsels der Zelle beteiligt; fungiert im Anabolismus als Reduktionsmittel; dient in der reduzierenden Bio-Synthese als Lieferant von Elektronen und Protonen; Reduktionsvermögen kann auf Glutathion übertragen werden.

NADPH-Oxidase: Katalyse der stufenweise Entwicklung verschiedener reaktiver Sauerstoffspezies bei der Phagozytose; Aktivierung von Granulozyten; Erzeugung des Hyperoxidanions O_2^-.

NIH-Shift: Verschiebung des in p-Stellung lokalisierten Substituenten in die m-Stellung zum Hauptsubstituenten bei der Sauerstoffaktivierung durch mischfunktionelle Oxidasen (Einbau eines Sauerstoffatoms in das Substrat, des zweiten in Wasser).

Orbital: Im quantenmechanischen Modell des Atoms der dreidimensionale Raum, in welchem ein Elektron in 90 % aller Fälle anzutreffen ist; jede Elektronenschale bestehend aus einer bestimmten Zahl von Orbitalen mit einer spezifischen Gestalt.

Oxidative Phosphorylierung: Biologischer Prozess, der in allen aeroben Lebewesen stattfindet; Teil des Energiestoffwechsels; dient der Energiegewinnung in Form von ATP; die zur Herstellung benötigte Energie wird mittels der Atmungskette gewonnen und mithilfe der chemiosmotischen Kopplung in chemische Energie umgesetzt.

Oxidativer Burst (auch respiratorischer Burst): Freisetzung von reaktiven Sauerstoffspezies („Sauerstoffradikalen") durch neutrophile Granulozyten und Makrophagen bei der Phagozytose.

Oxidativer Pentoseweg (Pentosephosphatweg, Hexosemonophosphat-Zyklus): Stoffwechselweg, der in den meisten Lebewesen vorkommt; Möglichkeit der Verwertung von Kohlenhydraten (wie Glukose), bei welcher das Reduktionsmittel NADPH gebildet wird; dient der Umwandlung von Kohlenhydraten; lokalisiert im Zytosol der Zelle.

Oxidativer Stress: Ungleichgewicht zwischen oxidierender und reduzierender Kapazität, welches die Reparatur- und Entgiftungsfunktion einer Zelle überfordert und zu einer Schädigung aller zellulären und extrazellulären Makromoleküle führt, meist bedingt durch eine das physiologische Ausmaß überschreitenden Menge reaktiver Sauerstoffverbindungen, welche im Rahmen von Stoffwechselvorgängen der mitochondrialen Elektronentransportkette und Cytochrom P450-Oxidasen entstehen (Superoxid-Anionenradikal O_2^-, Wasserstoffperoxid H_2O_2, Hydroxylradikal $OH^\cdot$).

Parasympathikus: Komponente des vegetativen Nervensystems, das für die unwillkürliche, nicht dem Willen unterliegende Steuerung der meisten inneren Organe und des Blutkreislaufs verantwortlich ist; auch als „Ruhenerv" bezeichnet, da er dem Stoffwechsel, der Regeneration und dem Aufbau körpereigener Reserven dient (trophotrope Wirkung); sorgt für Ruhe, Erholung und Schonung.

Pfortader (Vena portae): Sammelt das Blut aus den unpaaren Bauchorganen (Magen, Dünndarm, Dickdarm, Teile des Mastdarms, Bauchspeicheldrüse, Milz) und führt es der Leber zu; sauerstoffarm (venös); nach dem Essen reich an Nährstoffen (aus den Verdauungsorganen) bzw. an Abbauprodukten (z.B. Bilirubin).

Phosphoglyceratzyklus: Biochemischer Prozess zum Abbau von Glukose, Nebenweg der Glykolyse; durch das Enzym Bisphosphoglyceratmutase gesteuerte Bildung des Zwischenprodukts 2,3-Bisphosphoglycerat (2,3-BPG) aus dem in der Glykolyse entstehenden 1,3-Bisphosphoglycerat; vor allem in roten Blutkörperchen; für die Energiegewinnung und den Kohlenhydratstoffwechsel von zentraler Bedeutung; Regulation der Bindungsfähigkeit (Affinität) des Blutfarbstoffs Hämoglobin für das Atemgas Sauerstoff, insbesondere für eine längerfristige Anpassung an Sauerstoffmangelzustände; Bedeutung für die Freisetzung des Sauerstoffs aus den Erythrozyten ins Gewebe.

Photon: Kleinste Menge an elektromagnetischer Strahlung; Lichtportion, entstehend durch die elementare Anregung eines elektromagnetischen Feldes; Erzeugung meist durch Übergänge (Quantensprünge) von Elektronen zwischen verschiedenen Zuständen, aber auch bei nuklearen Übergängen oder durch Fluktuation in einem elektromagnetischen Feld.

Photonenenergie: Energie eines Photons.

Photosensibilisator: Hilfsmittel bei chemischen Reaktionen; absorbiert Licht und überträgt anschließend die Energie strahlungslos auf die zur Reaktion zu bringenden Atome oder Moleküle.

Photosynthese: Erzeugung von energiereichen (organischen: Kohlenhydrate) aus energieärmeren (anorganischen: CO_2, H_2O) Stoffen mit Hilfe von Lichtenergie; Umwandlung von Lichtenergie in chemische Energie mit Hilfe von lichtabsorbierenden Farbstoffen, meistens Chlorophyllen.

Pi-Orbital (π^*-Orbital): Kugelförmige Elektronenhülle (Schale) um den Atomkern; in jeder Schale mehrere Orbitale möglich, je weiter vom Kern entfernt, desto komplexere Gestalt; 1. Schale: 1 s-Orbital (Wasserstoff), 2. Schale: 1 weiteres s-Orbital sowie 3 hantelförmige p-Orbitale (α 2 p, π 2 p, π^* 2 p) (Sauerstoff); molekularer Sauerstoff sehr unreaktiv (2 ungepaarte Elektronen im π^*-Niveau; alle reaktiven Sauerstoffspezies: ungepaarte oder gepaarte Elektronen mit antiparallelem Spin; um Sauerstoff im Grundzustand zu aktivieren, muss die Situation in der 2 p-Schale geändert werden).

Portal-periphere Differenz: Konzentrationsunterschied einer Substanz zwischen Pfortader und peripherem Blut.

Protonenchaos: Der Spin eines Atoms (Eigendrehimpuls) setzt sich aus denen des Kerns (Neutronen und Protonen; diese aus Quarks, Gluonen und Antiquarks) und der Elektronen zusammen; ständig entstehen Paarungen und vergehen wieder (Protonenchaos).

Protonengradient (auch pH-Gradient): Maß für die Steilheit eines Protonen-Konzentrationsgefälles; Konzentrationsunterschied an Protonen, genauer an hydratisierten H^+-Ionen (H_3O^+) zwischen zwei Kompartimenten einer Zelle.

Protonenmotorische Kraft: Erzeugung eines transmembranen Protonengradienten durch einen enzymatischen, vektoriellen Transport von Protonen durch die innere Mitochondrienmembran bzw. die Cytoplasmamembran im Verlauf der Zellatmung; Einsatz zur Synthese von ATP durch die membranständige ATP-Synthase.

Psycho-neuro-endokrino-immunologisches System: Interdisziplinäres Forschungsgebiet, welches sich mit der Wechselwirkung von Psyche, Hormonsystem und Immunsystem beschäftigt; Schnittstellen der Regelkreise sind das Gehirn mit der Hirnanhangdrüse, die Nebennieren und die Immunzellen.

Quantensprung: Unter Emission oder Absorption von Energie oder Teilchen erfolgender plötzlicher Übergang eines mikrophysikalischen Systems aus einem Quantenzustand in einen anderen.

Radikalenkettenreaktion: Reaktion, bei der ein Startereignis eine Reaktion auslöst, deren Zwischenprodukte (Radikale) insgesamt oder teilweise als Ausgangspunkt für eine oder mehrere nachfolgende Reaktionen dienen, bis sie durch eine Abbruchreaktion beendet werden.

Reaktionsstarre: Begriff der Naturheilkunde; Versagen der Reiztherapie (Wärme, Kälte, Druck etc., welche die natürlichen Regulationsprozesse des Körpers in Gang bringen und so wieder ein inneres Gleichgewicht herstellen sollen).

Redoxreaktion: Chemische Reaktion, bei der ein Reaktionspartner Elektronen auf einen anderen überträgt; dabei wird der Elektronendonator oxidiert, der Elektronenakzeptor reduziert.

Reduktionsäquivalent (ungenau: Reduktionsmittel): Maßeinheit zur Quantifizierung des Reduktionsvermögens; 1 Mol Elektronen, welches bei Redoxreaktionen entweder direkt oder in Form von Wasserstoff übertragen werden kann; von besonderer Bedeutung bei der Atmungskette, bei der Phototrophie und bei Assimilationsreaktionen.

Regulationsstarre: s. Reaktionsstarre.

Respiratorischer Burst: s. oxidativer Burst.

Sauerstoffbindungskurve: Grafische Darstellung der Beziehung zwischen dem Sauerstoffpartialdruck (PaO_2) und der arteriellen Sauerstoffsättigung des Hämoglobins (SaO_2).

Sauerstoffradikale (reaktive Sauerstoffspezies, ROS): Für den Organismus schädliche Formen des Sauerstoffs, welche bei oxidativem

Stress und damit bei den unterschiedlichsten Erkrankungen (Krebs, Herz-Kreislauf, Arthrose) sowie beim Altern eine wesentliche pathophysiologische Rolle spielen; bewirken bei Proteinen Proteinoxidation, bei Lipiden Lipidperoxidation; umfassen einerseits freie Radikale wie das Hyperoxid-Anion O_2^{-}, das hochreaktive Hydroxylradikal $OH^{\cdot}$, das Peroxylradikal $ROO^{\cdot}$ und das Alkoxylradikal $RO^{\cdot}$ von Lipiden, andererseits stabile molekulare Oxidantien wie Wasserstoffperoxid H_2O_2, Hydroperoxid ROOH, Ozon O_3 und das Hypochlorit-Anion OCl^{-} sowie angeregte Sauerstoffmoleküle (Singulett-Sauerstoff $^1O_2$).

Scavenger-System (Antioxidantien, Radikalenfänger): Chemische Verbindungen, welche eine unerwünschte Oxidation anderer Substanzen gezielt verhindern; inaktivieren im Organismus reaktive Sauerstoffspezies (ROS), deren übermäßiges Vorkommen zu oxidativem Stress führt.

Segmenttherapie: Beeinflussung innerer Organe (Störfelder wie insbesondere Mandeln, Nasennebenhöhlen, Zahn-Kiefer-Region, Schilddrüse und Narben) über bestimmte Reize im Bereich der entsprechenden Headschen Zonen; Wirkung über das vegetative Nervensystem.

Sekundäre Pflanzenstoffe: Bestimmte chemische Verbindungen, die (nur) von Pflanzen in speziellen Zelltypen hergestellt werden und weder den Energiestoffwechsel noch den aufbauenden (anabolen) oder abbauenden (katabolen) Stoffwechsel tangieren; nicht lebensnotwendig; hoher gesundheitlicher Stellenwert für den Menschen (blutdrucksenkend, herzstärkend, Thromboseprophylaxe, blutzuckerregulierend, verdauungsfördernd, bakterizid, immunstimulierend, entzündungshemmend, cholesterinspiegelsenkend, antikanzerogen, antioxidativ).

Singulett-Sauerstoff ($^1O_2$): Entgegengesetzte Ausrichtung der Spins der beiden ungepaarten Elektronen des O_2-Sauerstoffs ($^1\Delta g$); energiereich, kurzlebig, diamagnetisch; reaktionsfähiger als Triplett-Sauerstoff $^3O_2$; Umwandlung von $^1O_2$ in $^3O_2$ über Elektronen-Austausch zwischen zwei kollidierenden Molekülen (rotes Leuchten).

Spezifisches Immunsystem (adaptives Immunsystem, erworbenes Immunsystem): Entwicklung im Laufe der Phylogenese aus der angeborenen Immunabwehr; zeichnet sich aus durch die Anpassungsfähigkeit gegenüber neuen oder veränderten Krankheitserregern (Erkennung spezifischer Strukturen – Antigene – der Angreifer und gezielte Bildung zellulärer Abwehrmechanismen und molekularer Antikörper); nach der Infektion bleiben spezifische Antikörper und Gedächtniszellen erhalten, um bei erneutem Kontakt mit dem Krankheitserreger binnen kurzer Zeit eine angemessene Abwehrreaktion zu ermöglichen; kein Ersatz des angeborenen Immunsystems, sondern enge Zusammenarbeit mit diesem.

Spinverbot: Fachjargon für die Regel, der zufolge intra- und intermolekulare elektronische Energieübertragungsprozesse nur zwischen Zuständen gleicher Multiplizität (d.h. unter Spinkonservierung) erfolgen sollten.

Squalen: Organische, ungesättigte Verbindung aus der Gruppe der Triterpene, die von allen höheren Organismen produziert wird; spielt im menschlichen Stoffwechsel eine Rolle als Antioxidans; kann im Gegensatz zu den meisten anderen Antioxidantien in höheren Konzentrationen im Körper gespeichert werden.

Stressindex: Parameter bei der HRV-Messung; früher prognostischer Marker für möglichen plötzlichen Kindstod, für Mortalitätsrisiko nach überstandenem Herzinfarkt, für autonome Neuropathie, Depression, Übertrainingszustand, Stressbelastung, Burnout.

Substratkettenphosphorylierung: Produktion des bei allen Organismen als unentbehrlicher Energieüberträger des Zellstoffwechsels fungierenden Adenosintriphosphats (ATP) oder Guanosintriphosphats (GTP); dient zur schnellen Gewinnung von ATP, unabhängig von externen Elektronenakzeptoren.

Sympathikus: Neben Parasympathikus (Antagonist) Teil des vegetativen Nervensystems; steuern die meisten Organe; ermöglichen eine äußerst feine Regulation der Organtätigkeit; ergotrope Wirkung, erhöht die nach außen gerichtete Handlungsbereitschaft (‚Fight-or-flight').

Synaptische Plastizität: Beschreibt die aktivitätsabhängige morphologische und/oder physiologische Änderung der Stärke der synaptischen Übertragung; gilt als möglicher neurophysiologischer Mechanismus für Lernprozesse und Gedächtnis.

Telomer-Hypothese des Alterns: Verkürzung der Telomere an den Chromosomenenden vom Zeitpunkt der Geburt an, zunächst mit abnehmender Geschwindigkeit bis zum Stillstand (Seneszenz; Korrelation zwischen der Anzahl der durch die Telomerlänge begrenzten Zellteilungen und der maximalen Lebensspanne eines Organismus.

Tetrahydrobiopterin: Heterocyclische Verbindung; als Redox-Cofaktor im Stoffwechsel bedeutsam; besonders bei der Oxidation aromatischer Ringe (Biosynthese der Aminosäure Tyrosin aus Phenylalanin durch die Phenylalaninhydroxylase, Synthese von Catecholaminen im Schritt der Oxidation des Tyrosins zu L-DOPA durch die Tyrosinhydroxylase, Serotonin-Biosynthese im Schritt der Oxidation des Tryptophans zum 5-Hydroxytryptophan durch die Tryptophanhydroxylase); Gegenwart von molekularem Sauerstoff erforderlich.

Unspezifische Immunabwehr: Mögliche, angeborene Reaktion des Immunsystems in allen Organismen auf als fremd eingestufte Stoffe und Lebewesen; im Unterschied zur adaptiven Antwort Struktur der beteiligten Proteine im Genom festgelegt; keine Anpassung möglich.

Vegetative Gesamtumschaltung: Antwort des vegetativen Nervensystems auf eine Reizbehandlung in Form eines Wechsels von einer sympathikotonen (eher gereizten) zu einer vorwiegend parasympathikotonen (eher erholten) Reaktionslage.

Vegetatives Nervensystem (viszerales Nervensystem VNS, autonomes Nervensystem ANS, Vegetativum): Bildet zusammen mit dem somatischen Nervensystem das gesamte periphere und zentrale Nervensystem; Anpassung und Regulation biologisch festliegender, automatisch ablaufender innerkörperlicher Vorgänge („Vitalfunktionen" wie Herzschlag, Atmung, Blutdruck, Verdauung und Stoffwechsel; aber auch Sexualorgane, endokrine und exokrine Organe wie Schweißdrüsen, Blutgefäßsystem oder innere Augenmuskeln).

Verbotener Zustand: Miteinander reagierende Elektronen müssen antiparallelen Spin haben; für Reaktionen von Triplett-Sauerstoff (Grundzustand) mit Atomen oder Molekülen im Singulettzustand deshalb Spin-Verbot; nach Aktivierung verbotener Zustand umgangen, Reaktion möglich.

Wasserstoffbrücke: Anziehende Wechselwirkung eines kovalent gebundenen Wasserstoffatoms mit einem freien Elektronenpaar eines Atoms einer Atomgruppierung (Wasser: höhere Elektronegativität des Sauerstoffs gegenüber der des Wasserstoffes; Sauerstoff partiell negativ, Wasserstoffatome partiell positiv; ideale Tetraederstruktur innerhalb eines Clusters; räumliche Vernetzung der Moleküle; verantwortlich für wichtige Eigenschaften).

Zellularpathologisches Krankheitsmodell (Virchow): Bezug des Krankheitsbegriffs ausschließlich auf Störungen im Gefüge der einzelnen Zellen; lineares Ursache-Wirkungs-Denken; Vorstellung zugrundeliegend, dass jede Zelle des Organismus eine Elementareinheit darstellt, eingehüllt und abgegrenzt durch die Zellmembran, für sich allein existierend, eingebunden in einen arbeitsteiligen Organismus, seinen Teil beitragend zur Funktion des Ganzen.

Zwei-Elektronen-Übergang: Bei der chemischen Sauerstoffaktivierung im Rahmen der Ein-Elektronen-Reduktion Bildung von Superoxidradikal-Anion; verschiedene Oxidasen katalysieren den Zwei-Elektronenübergang auf Sauerstoff zum Wasserstoffperoxid (Glukoseoxidasen, Aminosäureoxidasen).

Literaturhinweise

Airnergy (Hrsg.), *Medizinisch-wissenschaftliches Kompendium Spirovital-Therapie mit Airnergy®*. Hennef: Airnergy, 2011

Ardenne, M. v., *Sauerstoff-Mehrschritt-Therapie.* Stuttgart, New York: Thieme, 1981

Bachmann, R. M., *PraxisService Naturheilverfahren.* Stuttgart: Hippokrates, 1996

Biesalski, H. K.; et al. (Hrsg.), *Ernährungsmedizin.* Stuttgart: Thieme, 1999

Börnert, K.; Süß, M., „Die Variabilität des Herzrhythmus. Gradmesser der Gesundheit". *raum & zeit,* 154, 2008 (32–37)

Briant, R., „Neue Strategien zur Förderung regenerativer Prozesse". *Co'Med,* 5, 2006 (88–89)

Campbell, N. A.; Reece, J. B. (Hrsg.), (dtsch. Markl, J.), *Biologie.* Heidelberg: Spektrum, 2003

Deetjen, P.; Speckmann, E.-J. (Hrsg.), *Physiologie.* Stuttgart: Urban & Schwarzenberg, 1994

Eccles, N., *Airnergy Report.* 2004. Online: <http://ebookbrowse.com/asthma-study-eccles-3192009121140pm-pdf-d367723466> [Zugriff: Mai 07, 2013].

Elstner, E. F., *Der Sauerstoff.* Mannheim: B. I. Wissenschaftsverlag, 1990

Engler, I. (Hrsg.), *Ionisierter Sauerstoff.* Baunach: Deutscher Spurbuchverlag, 2001

Fodor, L. (Hrsg.), *Praxis der Sauerstofftherapie.* Stuttgart: Hippokrates, 1994

Hildebrandt, H. (Hrsg.), *Pschyrembel Wörterbuch Naturheilkunde und alternative Heilmethoden.* Berlin: de Gruyter, 1996

Hottenrott, K., *Trainingskontrolle mit Herzfrequenz-Messgeräten.* Aachen: Meyer & Meyer, 2006

Hottenrott, K.; Müller, S.; Steiner, M., „Wirkungen aktivierter Wassermoleküle in der Atemluft auf die HRV in Ruhe". *Dtsch. Zschr. Sportmed.,* 1, 2009 (30)

Klinke, R.; Silbernagl, St. (Hrsg.), *Lehrbuch der Physiologie.* Stuttgart: Thieme, 2000

Knop, U., „Bericht über eine zweiteilige, kontrollierte Studie mittels Herzraten-Variabilitäts-Messungen (HRV) bezüglich der Wirksamkeit der Airnergy+-Sauerstofftherapie“. *Co'Med,* 12, 2003 (71–75)

Kucera, M., *Die Active Air®-Inhalationstherapie.* [2007?]. Online: <http://hrv-therapie.de/de/pdf/HRV_Kucera_DE.pdf> [Zugriff: Mai 06, 2013]

Kunsch, K., *Der Mensch in Zahlen.* Stuttgart: Fischer, 1997

Lindgard, A.; et al., „Singlet Oxygen Energy effect in a hamster to rat heart xenotransplantation model, measured by in vivo 31P NMR spectroscopy“. *Proc. Intl. Soc. Mag. Reson. Med.,* 9, 2001 (1057ff.)

–, „Preservation of rat skeletal muscle energy metabolism by illumination“. *Life Sciences,* 72, 2003 (2649–2658)

Lukes, D. J.; et al., “Singlet Oxygen Energy Illumination during Ischemia Preserves High-Energy Phosphates in a Concordant Heart Xenotransplantation Model“. *Laser Physics,* 13, 1, 2003 (84–90)

Lundberg, J.; et al., „Improved energetic recovery of skeletal muscle in response to ischemia and reperfusion injury followed by in vivo 31P-magnetic resonance spectroscopy“. *Microsurgery* 22, 4, 2002 (158–164)

Pakdaman, A., *O2-Wasser fördert die Gesundheit und bessert die Lebensqualität.* Leipzig: Universitätsverlag, 2004

Rapoport, S. M., *Medizinische Biochemie.* Berlin: Volk & Gesundheit, 1984

Rehner, G.; Daniel, H., *Biochemie der Ernährung.* Heidelberg: Spektrum, 1999

Schjelderup, V.; Stadheim, O.; Thorkildsen, S., Treatment of Asthma in Children with Light Acupuncture Containing Singlet Oxygen Energy. [o. J.]. Online: <http://www.valkion.se/Upload/PDFs/Treatment%20of%20asthma%20W.Schjelderup%20%281%29.pdf> [Zugriff: Mai 07, 2013]

Schmidt, R. F.; Thews, G.; Lang, F. (Hrsg.), *Physiologie des Menschen.* Berlin: Springer, 2000

Schmiedel, V.; Altner, N.; Augustin, M. (Hrsg.), *Leitfaden Naturheilkunde.* München: Elsevier, Urban & Fischer, 2012

Siegenthaler, W. (Hrsg.), *Klinische Pathophysiologie.* Stuttgart: Thieme, 2006

Zander, R. (Hrsg.), *Der Sauerstoff-Status des arteriellen Blutes.* Basel: Karger, 1988

Ärztegesellschaften
Ärztliche Gesellschaft für Ozontherapie
Deutsche Gesellschaft für Oxyvenierungstherapie
Interessengemeinschaft der Sauerstoff-Ozon-Therapeuten
Internationale Ärztliche Arbeitsgemeinschaft für HOT
Internationale Gesellschaft für Sauerstofftherapie und Forschung e.V.
Zentralverband der Ärzte für Naturheilverfahren e.V.

Danksagung

Wer schon einmal ein wissenschaftliches Buch geschrieben hat, weiß, wie viele Vorüberlegungen, Recherchen, Literaturstudien, Gespräche, Hilfeleistungen durch Mitarbeiter, Freunde, Zensoren, Lektoren, Patienten, Therapeuten und kritische Experten damit verbunden sind. So auch im Falle der Somatovitaltherapie.
Sie stellt ein neues, zukunftsträchtiges Therapieverfahren mit naturheilkundlichem, komplementärmedizinischem Hintergrund dar, mit allen Chancen und Risiken, wie sie von anderen neuen Heilmethoden/-mitteln auch bekannt sind. Viele Menschen haben an der Entwicklung der Somatovitaltherapie selbst wie an dem Handbuch über sie mitgewirkt. Ohne ihre Hilfe hätte die Publikation dieser Basis-Grundlage nicht realisiert werden können...
Da wären zunächst zu erwähnen Eltern, Lehrer, Hochschullehrer und das familiäre Umfeld, die mir den Blick für eine gesunde Lebensführung, für die Bedeutung von „aktivem“ Sauerstoff als dem Lebenselixier und für die eigenen Ressourcen zu einem optimalen Energiestatus aller Organe und Zellen geöffnet haben.
Was aber, wenn aktuelle Konstitution und Kondition dazu nicht ausreichen, im Falle von Krankheit, Stress, Alter? Bei der Beschäftigung mit diesen Fragen verdanke ich es einem glücklichen Zufall, der mich auf einen Presseartikel der Fa. Airnergy aufmerksam machte. Da hatte sich ein bewundernswertes Team von jungen, aktiven, weltoffenen ‚Erfindern' zusammengefunden, die uneigennützig, geradezu versessen, eine öffentlich diskutierte Idee (Optimierung der Sauerstoffversorgung des Körpers) aufgriffen und in Eigenregie ein entsprechendes Gerät entwickelten. Inzwischen ist eine ganze Palette von Folgemodellen entstanden, welche künstlich erzeugte Photonenenergie über Lunge, Haut und/oder Magen ubiquitär im Körper verteilen und tiefgreifende Wirkungen bis auf die zelluläre Ebene zeitigen.
Der Geschäftsführer Guido Bierther hat den Plan zu dieser wissenschaftlichen Analyse vom ersten Tag an tatkräftig unterstützt, viele Gespräche und Diskussionen zur Wirkung wie zu den biochemischen Grundlagen

haben inzwischen auf sein Betreiben und unter seiner Führung stattgefunden.
Ohne die tatkräftige Unterstützung von Frau Gerritzen und Frau Jäkel wären nicht so viele Rückmeldungen von Patienten und Therapeuten zustande gekommen, die vom gesamten Airnergy-Team aufgelistet und mir zur Verfügung gestellt wurden. Dafür bin ich sehr dankbar.
Frau Dr. Dinah Jung hat mich zur Zusammenfassung und Erweiterung meiner bisherigen Analysen und Artikel zur Somatovitaltherapie erfolgreich gedrängt und war bei der Abfassung, Zusammenstellung, Korrektur und Herausgabe eine große Hilfe. Frau Jenny Ilsanker und Frau Nicole Korte-Gamatschek haben sie dabei besonders unterstützt, aber auch alle anderen Mitarbeiterinnen und Mitarbeiter ließen sich, so weit notwendig, gerne integrieren. Vielen Dank!
Ohne einen verständnisvollen, entgegenkommenden Verlag hätte kein Buch dieser Welt eine Chance auf dem hart umkämpften Markt. So auch hier, danke!
Die wichtigste Gruppe zum Zustandekommen eines wissenschaftlichen medizinischen Buchs über eine neue Therapiemethode und deren Erfolge bei kranken Menschen stellen zweifelsohne die Anwender dieser Methode und ihre Therapeuten dar: Sie sind die eigentlichen Autoren! Ihre Hinweise, Erfahrungen, Rückmeldungen, Einwände, Sorgen, Wünsche habe ich versucht zu analysieren, zusammenzufassen, wissenschaftlich zu erklären. Ihnen gilt mein besonderer Dank! Ohne sie gäbe es keinen Fortschritt in der Therapie von Krankheiten, könnten kaum andere Menschen von neuartigen Therapieverfahren profitieren. Ich habe großen Respekt vor ihrer Mitarbeit, möchte mich bei ihnen allen herzlich bedanken und freue mich auf (hoffentlich) viele persönliche Gespräche, weitere Rückmeldungen und ihre Mitarbeit auch in der Zukunft!

Gleishorbach, Herbst 2013 Klaus Jung

Index

1. Allgemeiner Index

2. Medizinischer Index

Informationen zu Airnergy
(Firmeneigene Auflistung)

1. Geräte
Atemgeräte (=Inhalationsgeräte)
Verschiedene Geräte-Varianten mit unterschiedlich vielen Katalysatoren und möglichen Leistungsstufen, verbunden jeweils mit einem Sprudelelement.

▷ Spirovitaltherapie (SVT)
Einatmen der energetisierten Luft mittels einer Atembrille.

▷ Gastrovitaltherapie (GVT)
Trinken des energetisierten Wassers (entstanden im Sprudelelement des Atemgerätes) nach dem Atmen.

Option: Erweiterung des Gerätes mit einer Aromaflasche zur Anreicherung der energetisierten Luft mit essentiellen (Aroma-) Öl-Molekülen.

Stream (=Hautauflagegerät)

▷ Dermovitaltherapie (DVT)
Auflegen des Gerätes auf die betroffene Körperstelle.

2. Zertifizierungen
CE-Zertifizierung als Medizinprodukt (CE 0535, 17. Dezember 2009)
Das EUROCAT Institute for Certification and Testing in Darmstadt (inzwischen umbenannt in BSI Group Deutschland GmbH, Frankfurt) bescheinigte am 17. Dezember 2009, dass das Airnergy-Produkt „Medical Plus" die EU-Richtlinien zu Medizinprodukten (93/42/EWG) erfüllt und für die Herstellung und die Endkontrolle der genannten Produkte ein Qualitätssicherungssystem angewandt wird.

Einer Zertifizierung notwendig vorausgehend ist ein Akkreditierungsverfahren, zu dem allgemein verschiedene Unterlagen einschliesslich einer Verfahrens- und Produktbeschreibung, einer klinischen Bewertung, einer Risikoanalyse und einer Produktdokumentation vorliegen müssen. Erst nach positiver Beurteilung darf ein Produkt als Medizinprodukt betitelt und an Patienten angewendet werden. Im Fall des Inhalationsgerätes von Airnergy lieferte ein medizinisches Gutachten zum Nachweis des Zusammenhangs zwischen Einatmung energetisierter Luft und Harmonisierung des Vegetativums (VNS) mittels der Herzfrequenzvariabilitätsmessung (HRV) den entscheidenden Beitrag.

Die Spirovitaltherapie ist damit nach dem Gesetz CE-konform und als medizinische Methode amtlich gültig zugelassen.

Weiterführende Informationen:
www.zlg.de/medizinprodukte/benannte-stellen.html
eur-lex.europa.eu/LexUriServ/LexUriServ.do?uri=CONSLEG:1993L0042:20071011:de:PDF
www.bsigroup.de

Anerkennung als 'zulässige' Methode durch die NADA Nationale Anti-Doping Agentur (18.12.2008)

2008 bestätigte die Nationale Doping-Agentur, dass die Spirovitalmethode nicht als eine verbotene Methode nach dem World Anti-Doping Code. The 2008 Prohibited List. International Standard. 1.1.2008, M 1.2 gewertet wird. Die NADA erklärte zu diesem Urteil, dass bei der Spirovitaltherapie Raumluft mit UV-Strahlen bestrahlt und anschliessend über eine Atembrille eingeatmet wird. Entscheidend für die Bewertung war, dass es sich bei der eingeatmeten Luft um Raumluft handelt.

Mit diesem Urteil wurde eine Diskussion der NADA abgeschlossen, die durch bestimmte Untersuchungsergebnisse (Erhöhung der maximalen Sauerstoffaufnahmekapazität) und durch falsche Interpretation der Ergebnisse („Sauerstofftherapie“) ausgelöst worden war und anfangs die Frage mit sich brachte, ob die Spirovitaltherapie unter den verbotenen Methoden aufgelistet werden müsste. Nach Auseinandersetzung mit den physiologisch-biochemischen Aspekten der Spirovitaltherapie liessen die Repräsentanten der NADA diese Erwägung fallen.

Auch die internationale WADA hat die Spirovitaltherapie nicht als verbotene Methode erklärt.

Weiterführende Informationen:
www.wada-ama.org/rtecontent/document/2008_List_Format_en.pdf
www.nada-bonn.de/de/recht/anti-doping-regelwerke/#.Ujlhu3-uljl

3. Auszeichnungen

2010 – European HEALTH & SPA AWARD

Der European HEALTH & SPA AWARD wird von der Wiener Agentur für Gesundheit & Wellness ausgeschrieben. Ziel ist, die Möglichkeiten, Trends und Innovationen im Bereich der Wellness-Industrie vorzustellen.
Weiterführende Informationen: www.health-spa-award.com

2012 – SENSES Innovation Award

Das international ausgerichtete Senses – Das Internationale Wellness & Lifestyle Magazine adressiert seit 15 Jahren die gehobene Hotel-, Spa- und Wellness-Branche.
Weiterführende Informationen: www.senses.de

2012 – Innovation-Award of the Century

Der Innovation Award of the Century wurde Airnergy vom Fitness Tribune Magazin in Anerkennung der Spirovitalisierungs-Methode erteilt. Es ist das erste Mal, dass ein „Award of the Century" an eine Technologie, Marke oder Produkt vergeben wurde.
Weiterführende Informationen: www.fitnesstribune.com

2013 – Five Star Diamond „Green" Award

Die American Academy of Hospitality Sciences verleiht die Five Star Diamond Awards zur Auszeichnung besonderer Leistungen im touristischen und allgemeinen Service-Dienstleistungsbereich. Speziell der Green Award bedeutet eine Anerkennung der besonderen Nutzung von umweltfreundlichen, nachhaltigen Energieressourcen. Er wurde in der 20jährigen Geschichte der American Academy of Hospitality Services mit der Verleihung an Airnergy zum zweiten Mal vergeben.
Weiterführende Informationen: www.stardiamondaward.com

2013 – Expansion Technologie & Innovation ETI Award

Das Network Karriere Magazin adressiert Vertreter der Direktabsatzbranche, und zeichnet Airnergy für die Entwicklung der Spirovitalmethode mit dem Technologie-Award 2013 aus.
Weiterführende Informationen: www.network-karriere.com

4. Mitgliedschaften

Deutscher Medical Wellness Verband e.V., Berlin

Der Deutsche Medical Wellness Verband e.V. versteht sich als Interessenverstretung der medizinisch orientierten Wellness-Branche.
Weiterführende Informationen: www.dmwv.de

IPO Internationale Prävention Organisation e. V., Fulda

Die IPO wurde 1992 mit dem Ziel gegründet, ein wissenschaftlich basiertes Informationsnetzwerk zu den verschiedenen Themen des Gesundheitsmarktes aufzubauen und damit den Strukturwandel im Gesundheitswesen hin zu einer Gesundheitswirtschaft zu fördern.
Weiterführende Informationen:
www.internationale-praevention-organisation.de

World Trade Center Köln

Das World Trade Center Köln ist eine der rund 330 lokalen Gruppen der internationalen World Trade Center Association. Diese dient allgemein dazu, den Handel zu fördern.
Weiterführende Informationen: www.wtca.org/cms_wtca

5. Der Airnergy Ethik-Kodex

Der folgende Ethik-Kodex formuliert Werte und Wertvorstellungen, die das Unternehmen Airnergy und seine Arbeitsweise charakterisieren. Sie sind verbindlich für alle Mitarbeiter und definieren Normen, auf die sich alle Geschäftspartner und Kunden von Airnergy verlassen können. Überall auf der Welt.

Wir sind keine Weltverbesserer – aber wir wollen die Welt verbessern.

Die Welt, in der wir leben und die Luft, die wir atmen: das sind unsere wichtigsten Anliegen. Die Achtung allen Lebens bestimmt unser Denken, Fühlen und Handeln. Im Mittelpunkt steht der Mensch. Seine Würde ist unantastbar. Seine Gesundheit ist uns Auftrag und Berufung. Die Erhaltung der ihm zur Verfügung stehenden natürlichen Ressourcen sowie deren nachhaltige Bewahrung vor- und Befreiung von schädlichen Einflüssen ist unsere vorderste Zielsetzung.

Ehrlichkeit, Offenheit, Loyalität und Vertrauen sind elementare Eigenschaften, die unsere Geschäftspartner und Kunden uneingeschränkt von uns erwarten können.

Im Airnergy-Team sind Achtung und Respekt die Eckpfeiler für die Zusammenarbeit. Jedoch gehören Misstrauen, Neid, Kränkung zum Leben der Menschen, auch in einem Unternehmen. Sie sind Ergebnis unseres individuellen So-Seins, unseres Anders-Seins. Wir möchten solidarisch und offen damit umgehen: heute kränkst Du mich, morgen ich Frau Miller – so ist es nun mal, es ergibt sich durch unser Anders-Sein. Was können wir tun?

Wir können es wahrnehmen, einander mitteilen, uns dafür entschuldigen und einander für unsere Bemühung dabei bedanken. Das können wir lernen und es uns einander beibringen, der Eine leichter, der Andere schwerer – unabhängig von der Etage, ob Versand, oberste Etage oder Empfang. Wir leben in Zeiten großen Wandels, notwendigen Wandels auf allen Ebenen. Akzeptieren wir es!
In einer Atmosphäre des „Alle Menschen sind auf ihre Weise so wie ich“ finden bewusst aggressive Unterstellung, Verächtlichmachung und Übergriff keinen fruchtbaren Boden. Im Gegenteil: Stärkere helfen Schwächeren, Gesunde reichen Kranken die Hand.
Stärke ist nicht das Ergebnis von Einzelleistung; nur gemeinsam sind wir stark.

Wissenschaftliche Arbeit ist die Basis aller Airnergy-Produkte; Naturwissenschaftler und qualifizierte Vertreter der Geisteswissenschaften erforschen und vervollständigen permanent die theoretischen Voraussetzungen dafür. Sie handeln nach bestem Wissen und Gewissen – stets im Einklang mit den ethischen Leitlinien ihres jeweiligen Berufsstandes und des Airnergy Ethik-Kodex.
Wissen ist nicht statisch, vielmehr bewegt es sich durch Forschung vorwärts mit dem Ziel, die Menschheit vorwärts zu bringen.

Kompetente, qualitäts- und verantwortungsbewusste technische Umsetzung wissenschaftlicher Erkenntnisse zum Wohle der Gesundheit (im Sinne der Definition der Weltgesundheitsorganisation WHO) ist die Triebkraft unserer Produktion. Dabei gilt: Qualitätsbewusstsein geht vor Kostenfragen. Gesundheitstechnologie ist keine Discountware.

Airnergy-Mitarbeiter und Repräsentanten geben keine Heilungsversprechen.